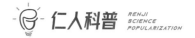

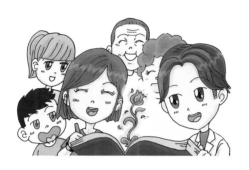

仁人科普·漫话健康

主　编　闵建颖

副主编　汤　丽

上海科学技术出版社

图书在版编目（ＣＩＰ）数据

仁人科普·漫话健康 / 闵建颖主编. -- 上海 ： 上海科学技术出版社，2023.9
ISBN 978-7-5478-6311-4

Ⅰ．①仁… Ⅱ．①闵… Ⅲ．①保健－普及读物 Ⅳ.①R161-49

中国国家版本馆CIP数据核字（2023）第167707号

仁人科普·漫话健康
主　编　闵建颖

上海世纪出版（集团）有限公司
上海科学技术出版社 出版、发行
（上海市闵行区号景路159弄A座9F-10F）
邮政编码201101　　www.sstp.cn
常熟市华顺印刷有限公司印刷
开本 889×1194　1/32　印张 7.25
字数 170千字
2023年9月第1版　2023年9月第1次印刷
ISBN 978-7-5478-6311-4 / R·2830
定价: 58.00元

编写人员

■ **主　编**

闵建颖

■ **副主编**

汤　丽

■ **编写人员**（按姓氏笔画排序）

王文君　金恬恬　徐　静　黄　兴

黄　桦　戴　岚

■ **绘　图**

郑唯晟

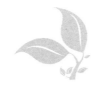

序

　　医学以迎接、呵护、关爱、尊重和敬畏生命为使命。生命需要温度，生命需要情怀。医学与其他学科的最大区别就在于它面对的是人，面对的是有思想、情感、意愿、要求，以及有家庭和社会背景的人。因此，医学本身就是"人学"，是包含自然科学、社会科学和人文学科等独特而严密的完整统一体。"医者"应该是科学技术与人文精神相结合的典范。

　　医学科普是用公众易于理解、接受和参与的方式，把人类已经掌握的医学知识和技能，广泛地传播到社会的各个层面，使公众能学习正确的医学科学知识、思想和精神，恰当运用科学的方法和技术指导日常生活，从而提高人民群众的健康素养和健康水平。因此，医学科普本身就是"医者"的一种情怀，需要热情、投入、奉献和服务。

　　科技创新、科学普及是实现创新发展的两翼。医学科普也是一种使命。特别是当下自媒体兴起，各种医学科普越来越多，但科普作者鱼龙混杂，很多谣言、广告常会打着科普的幌子欺骗老百姓，一些伪科普会危害公众健康。工作在医疗第一线的医生理应成为医学科普的主力军，普及医学知识；而公立医院也应该承担起社会责任，从"以疾病为导向"转变成"以健康为导向"。

　　当然，医学科普需要有温度。医学常给人一种专业、深奥的感觉，而健康科普则让百姓有机会与医学近距离接触。医生的价值感不应仅仅来自治疗疾病，还应该来自预防疾病。"但愿世间人无病，何惜架上药生尘。"如何让晦涩难懂的医学知识走入寻常百姓家，如何让百姓愿意读、主动读、喜欢读，如何让受众看得懂、学得会、用得上，一直是所有医务人员扛在肩上的诊疗工作之外的一个重要使命。

　　"医生人人做科普，百姓人人获健康。"在仁济医院编撰团队的共同努力下，《仁人科普·漫话健康》出版了。展卷读来，顿觉清风拂面。细细品读完，我想用三个"超"总结这本科普读物。

第一，内容"超有料"！这是一本覆盖"防、治、康、养"全生命周期的科普书，共收录了100条百姓关心的健康话题。"晚上多吃一定会胖吗？""三伏天和黄梅天，哪个更容易让人中暑？""痔犯了怎么办？"……这些新颖、有趣、直观的提问方式问出了我心中的疑惑，让我"冲动"地想继续往后翻一翻。或许，你的小疑问，也都能在本书中找到答案。

第二，形式"超有趣"！看漫画，长知识，有趣有料。这本书为每篇科普文章精心绘制了小漫画，生动活泼的情景对话，深入浅出地解密健康未知数。不论男女老少，都能看得懂、记得住，收获接地气的医学知识。手中有"粮"，心中不慌。倘若你遇到些小毛小病，翻阅此书，心里会更"有数"。

第三，阵容"超强大"！本书编撰队伍阵容强大，既有医院首席专家狄文教授等"大咖"，又有诸多科普"后起之秀"。这支由老中青医务人员组成的科普队伍，碰撞出别样"火花"，他们用通俗易懂的文字、形象生动的案例，将临床经验融入科普，带你走出健康误区。

这本书，让我们看到医学温暖的另一面，这种温度来自仁爱和传承。作为上海开埠后的第一家西医医院，仁济医院在近180年的发展岁月里，一直在践行科普为民，为百姓健康护航，为人民健康服务的使命。从先辈们编译《医书五种》、推广牛痘接种，到大力宣传推广外科消毒法，再到近年来医生们创新发力，不断增加优质科普供给，通过科普进社区、音乐下午茶、演绎情景剧等形式，助力提高居民健康素养。

希望这些出自专业医疗人士之手、权威又接地气、生动形象又有趣易懂的医学科普，能渐渐生成燎原之势，让民众树立健康观念，掌握健康技能，促进健康行为和生活方式的改变，加快推进健康上海、健康中国建设。

陈国强

2023年8月

前 言

　　健康，是每个人的愿望和追求，但在当下这个"万物皆可卷"的时代，能够拥有和保持健康，颇为不易。仁济人始终以"拯救生命，推动人人健康"为己任。这本书取名《仁人科普·漫话健康》，含义是希望通过一幅幅漫画，为您轻松解读健康小知识，让您每读完一篇，就掌握一个健康密码。

　　仁济医院微信公众号从2014年开始推出"仁济科普"栏目，每年推送百余篇科普文章，本书集合了该栏目2022年发布稿件中阅读量较高的篇目。这些"热贴"背后，有用户留言说"有用的科普""懂了懂了，解决了我的疑惑"……这些评价给了我们鼓励和信心。替大家把生涩难懂的医学知识加工得易于"消化"，帮大家扫除对疾病的恐慌和焦虑，正是我们坚持做科普的价值所在。

　　这本书总体说来，有三大特点：有趣、实用、靠谱。

　　本书共分"吃的学问""儿童保健""疾病防治""两性健康""急救课堂""手术揭秘""心理健康""体检指南"八大版块，没有过多的医学术语，没有复杂的逻辑关系，而是通过每个普通人都看得懂的文字和漫画，讲每一个普通人都用得上的医学知识，既有料，又有趣。我们还满足您的好奇心，带您"走进手术室"，一起揭开手术奥秘。

　　健康科普的范围非常广，我们精心选择了日常生活中大家最关心的、时下公众热议的、临床上患者问得最多的实用话题，从如何吃出健康，到介绍常见疾病，再到讲解体检指南，希望您遇到小毛病时能在书中找到答案，让它成为您身边得力的"健康助手"。

　　这些有意思的科普还很"靠谱"，均出自仁济医院的中青年医生之手。他们在"大咖"的带领下，加入了健康科普队伍。他们绝对不是"标题党"，而是将临床中遇到的常见病例，通过"翻译"，用通俗易懂的文字和形象生动的漫画展现，将医学知识和科学态度传递给公众。

其实，无论是治病还是养生，最怕的是走弯路、走错路。每个人都需要读几本健康科普书籍，不要等到见了医生，才明白那些道理。期待这本书能够成为读者朋友们的健康指南，每个人都可以通过它绘制出一张属于自己的健康地图。

我们是仁济医院的小编团队，我们致力于传播健康知识，欢迎关注仁济医院微信公众号，收获更多。

编者

2023年6月

目 录

第一章　吃的学问　001

第二章　儿童保健　037

第三章　　疾病防治　　055

第四章　　两性健康　　103

第五章　急救课堂　139

 第六章　手术揭秘　161

第七章　心理健康　187

第八章　体检指南　201

仁人科普·漫话健康

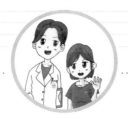

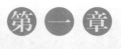

吃的学问

身处舌尖上的中国，怎么吃得健康

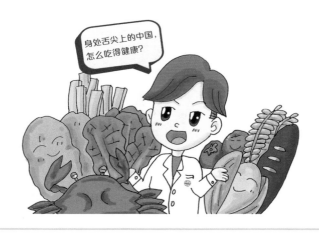

民以食为天，一日三餐那点事，从来都是我们老百姓的大事。如何吃得健康？让我们看看《中国居民膳食指南》。

该指南第一版于1989年发布，之后在1997年、2007年、2016年分别进行了修订。2022年，最新版《中国居民膳食指南》正式发布。与旧版相比，新版指南的核心变化是提出了平衡膳食"八准则"，让我们一睹为快！

准则一：食物多样，合理搭配

平均每天摄入12种以上食物，每周25种以上；谷类为主，蔬菜水果、畜禽鱼蛋奶和豆类，合理搭配。

准则二：吃动平衡，健康体重

食不过量，天天运动，保持能量平衡。

每周至少进行5天中等强度活动，累计150分钟以上；最好每天走6 000步；避免久坐，每小时起来动一动；鼓励进行适当的高强度有氧运动及抗阻运动，每周2～3次。

准则三：多吃蔬果、奶类、全谷物、大豆

餐餐有蔬菜，每天摄入不少于300克，深色蔬菜应占1/2。

天天吃水果，每天摄入200 ～ 350克新鲜水果，而不是果汁。

各种奶制品，每天摄入量相当于300毫升以上液态奶。

经常吃全谷物、大豆制品，适量吃坚果。

准则四：适量鱼、禽、蛋、瘦肉

平均每天摄入120 ～ 200克，鱼类优先。

每周吃鱼2次或300 ～ 500克，蛋类300 ～ 350克，畜禽肉300 ～ 500克。

每天吃一个鸡蛋，不弃蛋黄。

少吃深加工肉制品、肥肉、烟熏和腌制类肉制品。

准则五：少盐少油，控糖限酒

清淡饮食，少吃高盐、油炸食品。成年人每天摄入食盐不超过5克，烹调油25 ～ 30克。

控制糖摄入量，每天不超过50克，最好控制在25克以下。

不喝或少喝含糖饮料。

尽量避免饮酒，如无法避免，一天饮用量不超过15克酒精。

准则六：规律进餐，足量饮水

一日三餐定时定量，不暴饮暴食、不偏食挑食、不过度节食。

足量饮水，少量多次。低身体活动水平成年男性每天饮水1 700毫升，成年女性每天饮水1 500毫升。宜饮白开水或茶水，不用饮料代替水。

准则七：会烹会选，会看标签

学会阅读食品标签，选择新鲜、营养素密度高的食物。合理选择预包装食品。学习烹饪，享受食物天然美味。

准则八：公筷分餐，杜绝浪费

选择新鲜卫生的食物，不食用野生动物。

食物制备生熟分开，熟食二次加热要煮透。

讲究卫生，分餐公筷。

陈慧敏

面对美食诱惑，如何保持健康体重

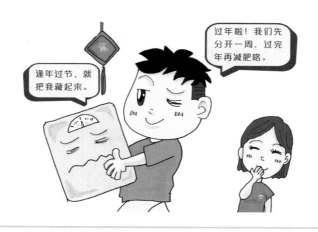

坚果量"粒"而行

平日朋友聚会，边嗑瓜子边聊天的场景大家再熟悉不过。坚果常常被贴上"健康食品"的标签，如"多吃坚果健脑，可预防心脑血管疾病"等。其实在营养师眼中，坚果的健康食用方式在于量"粒"而行，每天一把原味坚果，带你离健康近一点。

拒绝油酥点心

一般和"油"沾边的食物，能量往往不低，奶油蛋糕、曲奇饼干等花式糕点，其本质是"糖油混合物"，油脂和碳水化合物结合，摇身一变成了"能量炸弹"，唇齿之间"能量爆炸"。

饮料适可而止

人们往往对控制主食"动力十足"，却对各种饮料"容忍度极高"。其实，各类含糖、含酒精饮料，浓缩复原果汁，调味奶茶咖啡等都是"能量大户"。喝饮料应以鲜榨果蔬汁、苏打水等为主，奶类、豆浆也是不错的选择。当然，时下热门的零糖饮料也不宜

"敞开肚子喝"。

吃肉前先吃菜

"不吃饭、多吃肉，可以减肥"的错误观点潜移默化地影响了不少年轻人。然而，大鱼大肉增加消化系统负担，对有慢性病的中老年人尤其不友好。无论居家还是在外就餐，都应注意荤素搭配，先吃点蔬菜可以增强饱腹感，减少能量摄入。芹菜、菌菇、豆芽、竹笋等富含膳食纤维的蔬菜都值得推荐。

肉汤少喝为妙

肉汤是脂肪、嘌呤、调味品和少量氨基酸的集合。虽然本身营养价值"不值一提"，但从传统饮食文化来说，喝汤又不可或缺。肉类入汤宜先焯水，不额外加油烹调，搭配水产品、豆腐和蔬菜等，更有利于控制总能量。

记得来点主食

《黄帝内经》有云：五谷为养，五果为助。五谷杂粮是维持机体正常运转的基础能量来源，可以提供优质的碳水化合物、B族维生素及矿物质，升血糖作用比精白米面更小。经常来一盘"五谷丰登"，喜庆又健康。

烹调方式简单化

遵循简单烹调方式，因为油炸、腌制等方式容易带来过多能量和盐，营养素也会大大流失。化繁为简，优选食材，减少不必要的烹调，凸显食材的本味，是更明智的选择。

谈　韬

晚上多吃一定会胖吗

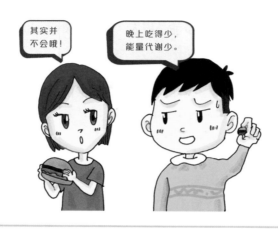

近期发表在《细胞代谢》上的研究成果让许多"吃货"颇为振奋："大餐"放在早晨还是深夜吃，并不会影响人体能量代谢的方式。那是不是可以"夜宵天天有，肥肉咔咔走"？真的是这样吗？让我们来谈谈如何健康减重。

饮食习惯改变是否会影响体重

一直以来，我们的认知都是"早餐要吃饱，午餐要吃好，晚餐要吃少"。而最新研究发现，在总能量一样的情况下，无论在早、晚的哪一餐吃得多，都不会影响身体能量代谢的方式。这一研究结果对减肥有什么提示呢？在能量摄入相等的情况下，虽然晚上吃多不会比早上吃多更容易长胖，但"早食"可增加一天的"饱腹感"，减少全天进食欲望，从而减少总能量的摄入，有助于减轻体重。

健康减肥方式有哪些

首先要明确肥胖的定义，一般用体质指数（BMI）来区分：BMI=体重（千克）/身高（米）的平方，$18.5 \sim 23.9$ 千克/米^{2}为正常体重，24 ～ 27.9千克/米^{2}为超重，≥28千克/米^{2}为肥胖，其中≥35千克/米^{2}为重度肥胖。

体重变化＝摄入能量－消耗能量＝吃进食物的能量－（基础代谢消耗能量＋运动消耗能量）

重度肥胖患者应至医院肥胖专病门诊就医，在医生指导下进行手术或药物治疗。而对于超重或轻度肥胖的人来说，有哪些健康减重的方式呢？

大家可以从三个方面入手：

（1）"少吃、会吃"——减少能量摄入

① 控制摄入总量：适当减少能量摄入，但进食量需能保证身体所需基本营养。

② 改善饮食结构：多吃杂粮、蔬菜、鱼虾，少吃精加工食品，尽量不吃高脂肪、高糖零食及垃圾食品。

③ 改进饮食方式：早餐尽量吃饱，如上文所说，早上吃饱能增加"饱腹感"，从而降低下午及晚上的进食意愿，减少食物摄入。

（2）"塑形"——提高基础代谢率

通过"撸铁"等运动增加肌肉量，提高身体代谢率。

（3）"多动"——增加能量消耗

减少久坐时间，通过有氧运动增加能量消耗，可选择适合自己的运动方式，如健步走、跑步、跳绳、游泳、球类运动等。

一天最好有300 ～ 500千卡的能量差，持之以恒，总有一天会收获健康又轻盈的身体。

严婷婷

你了解食物过敏吗

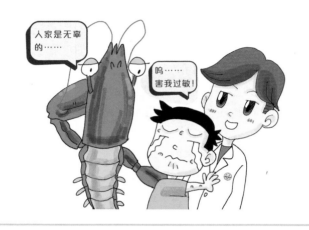

食物过敏是怎么发生的

食物过敏和人体的免疫系统有关。一般情况下，免疫系统对我们的身体起保护作用，能识别入侵的"敌人"并将其"消灭"。但有时候，免疫系统会错把一些常见的食物当作"敌人"，并启动一系列"消灭"活动，从而产生一系列身体反应，这个过程称为食物过敏。

食物过敏有哪些表现

食物过敏可累及多个器官和系统。累及胃肠道，患者可有口唇肿胀、瘙痒、刺痛，以及恶心、腹痛、呕吐等表现；累及呼吸系统，患者可有打喷嚏、鼻痒、胸闷、气喘等表现；累及皮肤黏膜，可有瘙痒、风团或红疹等症状。最严重的为过敏性休克，患者可出现意识丧失、呼之不应、低血压，甚至可在短时间内危及生命。以上症状可部分或同时出现，所以食物过敏可轻可重，不可轻视。

怎么诊断食物过敏

诊断食物过敏比较复杂，医生需要根据病史及检查结果综合分析，后者包括血清抗体检测、皮肤点刺试验及食物激发试验等。血清抗体检测、皮肤点刺试验就是我们常说的食物过敏原检测，特点是操作简单、安全性高，较为常用，但有一定比例的假阴性；食物激发试验是诊断食物过敏最可靠的方法，但有发生严重过敏反应的风险，仅适用于有明确症状但食物过敏原检测阴性的患者，且必须在专业医生监督下进行。

确诊食物过敏后怎么办

首先要避免接触。需要注意的是，这不仅包括导致过敏的食物本身，也包括含有过敏原成分的任何食物。因此，食物过敏者一定要养成看食物成分标签的习惯。

其次可选择药物治疗。如果不慎接触了致敏食物，已经出现过敏症状，则要考虑药物治疗。如果只是皮肤瘙痒、风团等较轻的症状，可口服抗组胺药，如氯雷他定或西替利嗪。如果症状持续或加重，患者应立即至就近医院治疗，以防发生严重过敏反应。以前发生过严重食物过敏的患者，在严格避免接触致过敏食物的基础上，最好随身携带肾上腺素自动注射笔，其可在数分钟内改善过敏症状，防止发生意外。另外，过敏原脱敏治疗、单克隆抗体治疗等新疗法未来有望成为食物过敏患者的福音。

宋　洋

应纠正的营养误区：“老来瘦”真的值千金吗

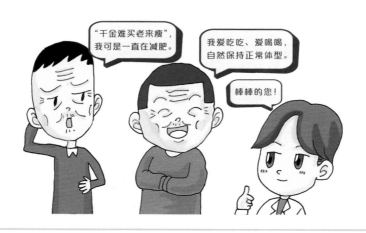

与青壮年不同，老年人群中存在特有的"肥胖悖论"，即超重和轻度肥胖的老年人死亡率更低。因此，老年人群要改变"千金难买老来瘦"的认识误区，维持适宜体重更重要。

过低体重会带来哪些危害

老年人体重减轻的主要原因包括：① 增龄导致的身体成分改变，如肌肉量减少和脂肪量增多；② 进食受限，营养摄入减少。

老年人一旦出现体重过低，因肌肉力量减弱、营养素缺乏，更容易发生跌倒而造成骨折，严重者需长期卧床，增加褥疮、坠积性肺炎乃至死亡的风险。

老年人的适宜体重是多少

《中国居民膳食指南》推荐：65岁以上老年人的体质指数（BMI）需维持在$20 \sim 26.5$千克/米^2。这项推荐在我国高龄人群为期20年的前瞻性队列研究中再次得到证实。该研究发现，消瘦老人的总体死亡风险和心脑血管疾病相关死亡风险明显升高；同时，老人体重减轻也可导致死亡风险增加，且体重下降幅度越大，死亡风险越高。

老年人如何将体重维持在合理范围

老年人可采取少量多餐、规律进餐、家人陪伴进餐、改变食物质地（如切小、切碎、碾磨、榨汁、制软等）等措施，确保食物多样性，保证摄入充足食物和蛋白质。

若老年人因食欲不振或牙齿缺失导致进食量不足，可在医生和营养师指导下合理补充肠内营养素。存在严重吞咽障碍者，应及时就医，由医生根据吞咽功能制订喂养方案，避免误吸。

同时，老年人应少坐多动，适当参与家务；家属应对卧床老人进行关节、肌肉按摩，预防或改善肌肉萎缩。

日常体重怎么监测

老年人每月至少自测体重2次，可在清晨起床排尿排便后穿内衣称量。若体重在3个月内减轻超过5%，应至医院营养科门诊就诊，由医生评估营养状况并制订营养方案。

中国老年人群（年龄＞65岁）适宜体重表

身高（米）		150	155	160	165	170	175	180
推荐体重（千克）	最低	45	48.1	51.2	54.5	57.8	61.25	64.8
	最高	59.6	63.7	67.8	72.1	76.6	81.2	85.9

周一泉

100克坚果能量堪比鸡腿汉堡，还能吃吗

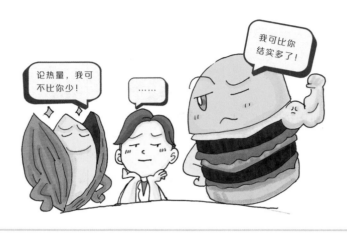

平日里，家人围坐一起吃点坚果、聊聊天；亲朋好友来访时，坚果也是必不可少的招待食品。然而，关于坚果的这些知识，你知道吗？

坚果包含哪些种类

我们俗称的坚果，一般指果壁坚硬、中间有一枚或多枚果仁的食物。营养学定义的坚果包含范围很广，榛子、松子、核桃、开心果、巴旦木、杏仁、核桃、板栗、瓜子、花生、莲子等，都属于坚果。

食用坚果有利健康吗

适量进食坚果可以促进健康。目前比较流行的地中海饮食和DASH饮食（防控高血压饮食）都推荐每周补充适量坚果。

坚果摄入可降低慢性病的发生风险和慢性病导致的死亡。《美国临床营养学杂志》2020年发表的研究文章纳入了16个国家的124 329名成年人，平均随访9.5年，结果发现，坚持坚果摄入（每周＞120克）的人群，因心血管事件导致死亡的概率降低28%，因肿

瘤导致死亡的概率降低19%。此外，适度摄入坚果还可能改善抑郁等精神症状。

每天吃多少坚果合适

中国营养学会推荐，大豆及坚果类食物的食用量为每天30～50克。

《中国心血管病风险评估和管理指南》推荐，每周摄入坚果50～70克，相当于每天吃坚果10克左右。

食用坚果对体重有无影响

适量食用坚果和不食用坚果的人群，体重差异约0.09千克，可以忽略不计。当然，坚果属于高能量食物，过量食用肯定会导致体重增加。坚果是容易被忽视的能量来源，100克坚果的能量与1个香辣鸡腿堡的能量相当。

坚果促进健康的机制是什么

坚果中富含的多不饱和脂肪酸与鱼类所含的多不饱和脂肪酸类似，具有抗炎和抗氧化的作用，可降低高血压、糖尿病、心脏病、卒中和肿瘤等疾病的发病风险。此外，坚果中的维生素E有助于清除体内自由基和氧化代谢产物；植物甾醇和植物性化学物质有助于减轻系统性炎症反应。

徐仁应

你会选零食吗

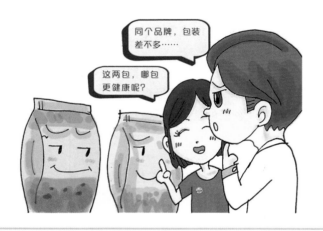

　　零食，让人欢喜让人忧！面对琳琅满目的各色美食，怎能不心动？但随着人们健康意识的不断增强，零食又让人纠结不已：吃还是不吃？健不健康？如何取舍？

什么是零食

　　零食是指非正餐时间少量食用的各种食物和饮料，不包括水。可见，零食不单指薯片、饮料等，也包括水果、奶类等。

零食可不可以吃

　　答案是"可以吃"。当身体活动增加或前一餐摄入不足时，零食可以作为营养补充。但零食不可代替正餐，两餐之间可适量吃，睡前1小时不宜吃。

如何选择零食

　　《中国儿童青少年零食指南2018》针对不同年龄段儿童给出了不同的建议，并将零食分为可经常食用、适当食用和限制食用3个等级。

　　可经常食用的零食：营养素含量丰富，多为低脂、低盐、低糖食物，如奶及奶制品、新鲜水果、坚果、全麦面包、蒸或烤的红薯、煮玉米等。这类零食虽可经常食用，但也应控制量。《中国居民膳食指南》推荐：每天摄入奶类300毫升左右；每天吃水果200～350克，果汁不能代替鲜果；每周摄入坚果50～70克（每天10克左右），并以原味为好。

适当食用的零食：营养素含量相对丰富，但含有或添加了中等量的油、盐和糖的食物，如奶片、果汁含量超过30%的果蔬饮料、巧克力、葡萄干等。除控制摄入量外，还须限制食用频率，每周1～2次为宜。

限制食用的零食：所含营养素很少，多为高脂、高糖、高盐食物，如糖果、炸鸡块、膨化食品、薯片、碳酸饮料、雪糕、方便面、奶油蛋糕等。这类食物能量较高，会增加肥胖及其他慢性病的发生风险，应严格控制摄入量和频率。每周不超过1次；超重及肥胖者，每月不超过2次，最好不吃。

选购零食有哪些技巧

多关注配料表（越简单越好）和营养成分表（了解营养信息），理性选购。

吴颖洁

牛奶，你买对了吗

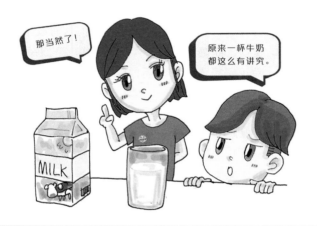

牛奶是日常生活的必备品，市面上牛奶的种类五花八门，究竟该如何选择？

早餐奶、高钙奶、脱脂奶、儿童奶，有什么区别

大家购买早餐奶，一是认为早餐奶营养全面，更适合早晨饮用；二是觉得早餐奶的口感比普通牛奶更好。但从早餐奶的配料表可以看出，早餐奶中除牛奶外，还含有大量糖，以及香精等食品添加剂，因此其营养价值不如普通牛奶。

我国规定，比普通牛奶的钙含量高25%以上的，才能称为"高钙奶"。也就是说，100毫升高钙牛奶中的钙含量应为112～150毫克。但是，高钙奶中添加的大部分是碳酸钙，并非普通牛奶中的乳酸钙，这种钙的吸收率并不理想。其实，牛奶中的钙含量已经很丰富，想补充更多的钙，多喝几口即可，不必追求高钙奶。

顾名思义，脱脂奶就是将牛奶中的脂肪去除，虽降低了能量，但损失了一些脂溶性维生素，如维生素A、维生素D、维生素E、维生素K。因此，脱脂牛奶的营养价值不如普通牛奶，仅适合肥胖、血脂异常等人群饮用，普通人不宜喝脱脂奶。

儿童奶其实是调制奶，即添加其他原料、食品添加剂或营养强化剂等制成的液体奶。大多数儿童奶是在普通奶的基础上，额外加了糖（如白砂糖、果糖等）和其他成分。目前市面上销售的儿童牛奶饮品，至少含有4种以上添加剂，不宜经常给孩子饮用。

如何正确挑选牛奶

喝牛奶是为了补充优质蛋白质和钙。按规定，每100毫升鲜牛奶中，蛋白质的含量应≥2.9克。因此，挑选牛奶主要看蛋白质含量。此外，非脂乳固体（牛奶中除脂肪和水以外的物质）含量越高，牛奶质量越好。首选保质期为3～7天的巴氏杀菌奶，因其营养素保留最多。

总之，高钙奶和脱脂奶适合特殊人群饮用，普通大众可按需购买。大家应理性消费，喝出健康。

谢维佳

如何健康吃月饼

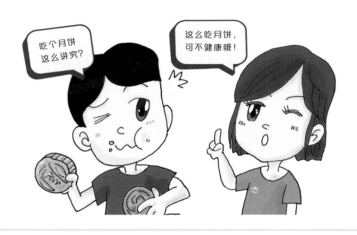

学会看营养标签

营养标签就是食品外包装上标注的营养成分表，其清楚显示了每100克该食品所含的能量、蛋白质、脂肪、碳水化合物和钠。下表列举了各类常见月饼的营养成分，大家可按需选购。

常见月饼营养成分（每100克计）

常见种类	能量（千卡）	蛋白质（克）	脂肪（克）	碳水化合物（克）	钠（毫克）
传统广式月饼	415.6	7.6	20.1	51.4	136
流心奶黄月饼	387.7	5.9	19.7	46.6	350
冰皮月饼	308.8	4.3	11.3	47.1	55
鲜肉月饼	396.7	8.7	16	36.7	250
水果月饼	346.6	3.8	6.0	68.5	180

（1千卡≈4.18千焦）

学会健康吃月饼

月饼的原料主要是小麦粉、白砂糖、油及各种口味的馅料，所含能量较高，我们可以进行合理搭配及调整，享受美味与健康。

（1）减少摄入量。将月饼切成小块（约30克），与大家一起分享。

（2）早餐所需能量较高，可将月饼作为早餐，搭配新鲜蔬果，给一天提供充足的能量、维生素、矿物质和膳食纤维。

（3）树立食物交换的概念。一小碗50克左右的熟米饭（按生米25克计）的能量为90千卡。若摄入月饼量过多，可减少午餐或晚餐的主食摄入量，以平衡摄入的能量。

哪些人吃月饼要尤为注意

超重或肥胖、血脂异常等人群可选择低能量、低糖的月饼，同时控制摄入量。高血压、冠心病患者要留意咸味月饼（如咸蛋黄月饼、鲜肉月饼等）的含钠量。糖尿病及消化系统疾病患者不宜吃市售月饼。

自制南瓜紫薯健康月饼

（1）将南瓜蒸熟后压成泥，加少量面粉和糯米粉，揉成面团，醒发备用。

（2）将紫薯蒸熟后压成泥，加少量白砂糖或代糖，搓成小圆球。

（3）南瓜面团和紫薯泥各取20克，用南瓜面团外皮包住紫薯泥，收口搓圆。

（4）模具里撒糯米粉防粘，放入南瓜紫薯团压出月饼造型。

（5）将月饼放入蒸笼，隔水蒸10～15分钟，冷却后即可食用。

大家可根据喜好自由发挥，如红薯搭配山药、紫薯搭配芋泥等，还可用蔬果汁（如火龙果汁、菠菜汁）调色，做出健康月饼。

汪佳璐

腌制品怎么吃才"健康"

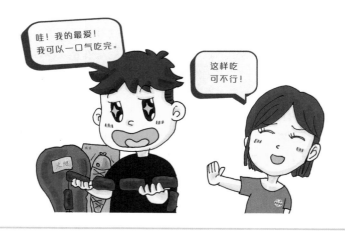

首先，不吃腌制品最健康。但是，中国人的食谱中少不了各类腌制品，尤其是逢年过节，每家每户或多或少会准备一些腊鸡、腊肉、腊肠、咸鱼等。然而，腌制品虽美味，但也悄悄带来了它们的"小伙伴"：高盐、亚硝酸盐。高盐不但对肾脏、血压相当不友好，对胃黏膜的破坏力也不可小觑；亚硝酸盐的危害更大。

亚硝酸盐致癌的原理

亚硝酸盐致癌大家都知道，但准确地说，是其在胃内的化学反应产物N-亚硝胺具有强致癌性。亚硝胺是世界卫生组织公布的2A类致癌物，中式咸鱼更是登上1类致癌物"榜单"。

亚硝酸盐本身具有较强的氧化性，可以氧化血液中的亚铁离子，引起高铁血红蛋白血症，影响甲状腺功能，导致甲状腺肿大；孕妇摄入过量会导致胎儿先天畸形、流产、死胎；乳母摄入过量会导致婴儿缺氧性紫癜。

抛开剂量谈毒性都不适合。虽然没有统计过吃多少咸肉会累积足够的毒性，但"聚沙成塔"，腌制品吃多了必然有害健康。

如何降低亚硝酸盐的危害

亚硝酸盐氧化性强，我们可多摄入一些抗氧化性强的食物，以减少其危害。维生素C和维生素E含量高的新鲜蔬菜、水果和坚果，都能减少N-亚硝胺的合成。

有研究表明，胃内pH值越低，N-亚硝胺的合成越少。暴饮暴食可使大量食物进入胃内，胃酸被稀释，要避免。饮食中适当加点醋，可降低胃内的pH值。

腌制品是古人在没有冰箱的情况下，为长期稳定获取蛋白质和盐的变通手段。在没有微生物学、没有显微镜的时代能发明出腌制品，可视为人类智慧的结晶。但随着时代的发展、科技的进步，我们拥有更先进的贮存手段，有条件食用更新鲜的食物。经过科学实验证明对身体有害的食物应尽量避免食用，对待饮食习惯和习俗，要"取其精华、去其糟粕"。

李浩捷

你选对益生菌产品了吗

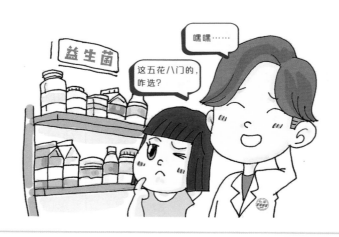

提起益生菌，大家一定不陌生。走进超市，我们总是可以看到琳琅满目的益生菌产品，如益生菌奶粉、益生菌酸奶、益生菌保健品等。商家宣称这些益生菌产品的功能很多，不仅能调节肠道菌群、防治便秘和腹泻，还能增强机体免疫力、减轻过敏症状，甚至还可帮助控制体重。作为消费者，面对种类繁多的益生菌产品，怎样才能选出最适合自己的产品呢？

什么是益生菌产品

益生菌是对人体有益的一类细菌。世界卫生组织（WHO）对益生菌的定义是：益生菌是活的微生物，当摄入充足数量时，对宿主产生健康益处。益生菌不仅存在于人体中，还存在于食物和环境中。益生菌产品就是加入了一定数量活性益生菌的产品。

怎样正确选择益生菌产品

一看菌株号。菌株号相当于益生菌的"身份证号"，由英文和数字组成。益生菌的"身份证号"不同，功效也不一样。例如：动物双歧杆菌（菌株号为Bb-12）具有调理肠胃、促进营养吸收等作用；乳双歧杆菌（菌株号为HN019）具有促进排便的功效；鼠李糖乳杆菌（菌株号为HN001）具有维护肠道生态平衡，丰富肠道菌群多样性的功能。

二看活性和数量。具有活性且达到一定数量的益生菌产品才能发挥健康功效。《益生菌类保健品食品评审规定》第十一条明确指出，活菌类益生菌保健食品在其保存期内活菌数目（CFU）不得少于100亿。

三看配方。拒绝高糖、高脂肪的益生菌产品。长期摄入此类产品，可导致体内脂肪和糖分堆积，增加肥胖、心脑血管疾病和糖尿病等慢性病的发生风险。

所有人都需要补充益生菌吗

并非所有人群都需要补充益生菌。一般地说，胃肠道功能紊乱、患慢性病、有不良生活习惯和饮食习惯、免疫力低下、超重或肥胖的人群，以及中老年人（尤其老年人）需要补充益生菌，以调节肠道菌群平衡，改善健康。健康人群可适当补充益生菌来维持肠道健康，增强免疫力。

王凯平　阎　谦

叶黄素补充剂是"智商税"吗

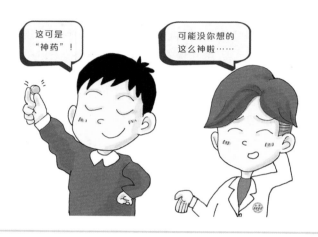

近年来，含叶黄素的保健食品市场规模不断扩大，很多商家赋予叶黄素"眼黄金"之称，宣称服用叶黄素补充剂不仅可以预防和治疗青少年近视，缓解视疲劳，还可预防老年性黄斑变性、白内障等；还有商家宣传称服用叶黄素可预防老年痴呆、癌症、骨质疏松、冠心病等，还能美白皮肤、淡化皱纹……堪称营养界的"十全大补丸"。

什么是叶黄素

叶黄素是一种广泛存在于蔬菜、花卉、水果中的含氧类胡萝卜素，是 α-胡萝卜素的衍生物，人体不能合成，必须通过饮食获得。叶黄素是人眼视网膜黄斑区的重要色素之一，是一种抗氧化剂，可清除自由基，减少氧化应激引起的损伤；还可充当"过滤器"，保护眼睛免受蓝光伤害。

叶黄素并非"十全大补丸"

一些研究发现，足量摄入叶黄素有助于预防年龄相关性黄斑变性和白内障，但口服叶黄素补充剂对白内障是否有改善作用仍存争议；

长期摄入富含叶黄素的饮食可改善骨矿物质状态，可能有助于降低骨质疏松症和骨折的风险；长期补充叶黄素有助于改善认知功能，预防认知功能下降，促进大脑健康。不过，叶黄素并非"十全大补丸"，目前暂无可靠的科学研究证实，补充叶黄素具有预防儿童近视的发生和进展、缓解视疲劳、预防心脑血管疾病、抗癌等作用。

如何食补叶黄素

深色蔬菜和水果是叶黄素的主要膳食来源，如韭菜、苋菜、菠菜、西兰花、豌豆苗、油麦菜等。蛋黄中的叶黄素含量虽然不高，但生物利用率高，是等量蔬菜的3倍。《中国居民膳食指南》建议，成年人每天摄入新鲜蔬菜不少于300克（其中深色蔬菜应占一半），水果200～350克。

有必要服用叶黄素补充剂吗

对均衡饮食的健康人群而言，叶黄素的摄入量是充足的，不需要额外补充。蔬菜、水果长期摄入不足或吸收不良的人群，尤其是老年人，可考虑服用叶黄素补充剂，每日10毫克为宜。

蒋 莹

膳食纤维怎么补充才合理

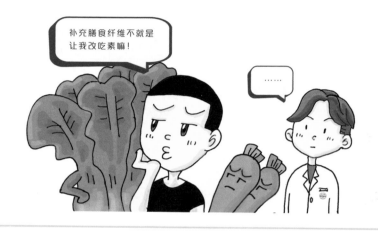

你有没有因便秘被要求多吃蔬菜？面对市场上琳琅满目的膳食纤维产品，有没有感到困惑？

什么是膳食纤维

提起膳食纤维，人们最先想到的是水果和绿叶菜，但这并不完全，谷物制品、豆类、坚果和种子也含有较多膳食纤维。膳食纤维不能被消化，可使大便成形、量大、更软。

可溶与不可溶

高纤维食物通常既有可溶性膳食纤维，也有不可溶性膳食纤维。如果从食物相对含量进行区分，不可溶性纤维含量更高的为全麦和大部分杂粮、带皮的瓜类蔬菜和绿叶蔬菜。可溶性纤维含量更高的是燕麦、黑麦和部分蔬菜（如西兰花、土豆等）。豆类和水果中，两者含量都高。

在饮用足够水分的情况下，不可溶性膳食纤维对排便更有帮助。从食物消化的角度看，可溶性膳食纤维可延长小肠的转运时间，可用于改善一部分短肠患者的腹泻，或因药物引起的排便习惯、性状改变等问题。可溶性纤维更容易被菌群发酵，长期来看可以保护肠道健康，但也容易因产气而造成不适。

什么是益生元

益生元是能促进有益菌群生长且同时限制有害菌群生长的物质。部分可溶性膳食纤维可作为益生元使用。不过，饮食中有太多益生元也会造成问题，如便秘、胀气等。有消化道基础疾病的患者慎用，或在专业人员指导下使用。

吃高纤维食物后，便秘不缓解怎么办

便秘未改善，可能是因为饮食中膳食纤维的量不达标，或饮水量、运动量不足。长期低纤维饮食者，贸然补充大量膳食纤维也易造成不适。

补充膳食纤维要注意哪些问题

从疾病预防角度而言，补充足量膳食纤维可帮助肠道及时排出有害物质、促进肠道有益菌群生长。但是，体重偏轻者、长期低纤维饮食者不宜大量补充膳食纤维。

补充期间，宜记录饮食日记，经过一段时间的观察后，在专业人员帮助下调整，找到最佳方案。消化道不适加重时，应先暂停补充，并及时就医；待症状缓解后，再在专业人员指导下使用。

宋安琪

你了解代糖的"真面目"吗

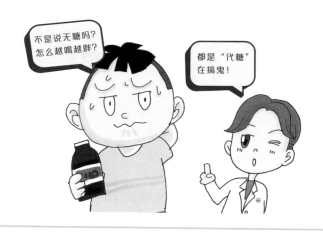

　　现代生活方式带来的糖摄入增多可造成糖耐量异常、牙齿损害、皮肤老化、体重增加等一系列危害。中国营养协会为规范糖摄入，制定了相应政策；现代医学知识的普及也使消费者的健康诉求提升，更倾向于购买少糖甚至无糖食物。因此，通过食品饮料中添加代糖来产生甜味的需求便应运而生。

什么是代糖

　　代糖是指能赋予食品和药品甜味的食品添加剂。现在市面上使用的代糖，按来源可分为人工代糖和天然代糖。人工代糖是人工合成或半合成的，可以代替蔗糖，常见的有甜蜜素、阿斯巴甜、安赛蜜、三氯蔗糖。我们所熟知的无糖可乐中就添加了安赛蜜和阿斯巴甜。天然代糖是从自然界中直接提取或经加工得到的甜味物质，常见的有糖苷类（如甜菊糖苷、罗汉果甜苷等）和糖醇类（如赤藓糖醇、木糖醇、山梨糖醇、麦芽糖醇等）。很多饮料、食品中都可以看到天然代糖的身影。

代糖不是"定心丸"

代糖不是血糖控制不佳群体享受甜味的"定心丸"。人工代糖自发明之初，其副作用就被广泛讨论。天然代糖不被肠道吸收，不被酶降解，不升高血糖。虽较人工代糖有明显优势，仍存在一定的副作用：首先，天然代糖不易被肠道吸收，渗透压较高，少数人群食用后可引起腹泻；其次，天然代糖可改变肠道菌群，使肠道吸收葡萄糖能力变强；天然代糖也可引起暴饮暴食；世界卫生组织（WHO）今年5月发布的关于代糖使用的指南中指出，长期使用代糖可增加心血管疾病、膀胱癌及死亡的风险。

如何正确使用代糖

抛开长期使用代糖造成的副作用不谈，即使食品标注"无糖"，但如果长期大量进食，也会摄取过高的能量。所以，想通过吃代糖食物来减肥的人，如果不限制能量摄入，是不可能达到减肥效果的。正确面对代糖的方式是：在健康膳食的基础上，将代糖作为减糖甚至戒糖的过渡，逐渐调整为健康的饮食模式。

余雪霏　麻　静

夏天应该怎么喝饮料

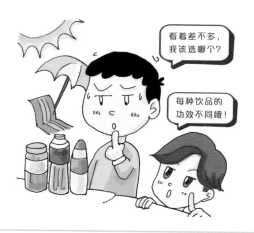

水是生命之源，对生命的重要性不言而喻。肾脏是人体中对水最"敏感"的脏器之一，可以调节身体里的水分，维持体液平衡。水分过多、过少或其中一些成分增加，都会加重肾脏的负担。

炎炎夏日，一杯饮料可以让人心扉凉爽！但在舒爽之前，记得看一下，您这杯饮料是否喝对了。

碳酸饮料

可乐、雪碧等均属于此类。除其中添加的糖分能给人体补充能量外，几乎不含有其他营养成分。有研究证明，经常喝碳酸饮料会显著增加发生肾脏疾病的风险。

碳酸饮料良好的口感来源于大量添加糖，常喝会导致糖分摄入过量。另外，其中还含有超量的"磷"，慢性肾病患者若摄入过多，会引起糖代谢、骨代谢异常，导致肾病进展。当然，碳酸饮料也并非"毒药"。对肾病、糖尿病患者而言，尽量少喝为好。

乳酸菌饮品

很多人认为，乳酸菌饮品的营养价值高，口感也不错，可以作为夏季的"优质"饮品。其实不然！

乳酸菌饮品不属于奶制品，营养价值无法与牛奶、酸奶媲美。此外，其含糖量很高，过量饮用易造成肥胖、糖代谢异常等问题，增加肾脏负担。

果汁饮料

果汁饮料的果味主要来源于食用香精，原果汁的含量往往只有10%甚至更低，其他成分包括糖、磷酸盐等。果汁饮料中膳食纤维、维生素等营养成分含量较低，过量饮用还可能增加肾脏负担。

功能性饮料

功能性饮料常会添加很多成分，如钙、钠、钾、镁等。由于这些物质需要经肾脏代谢，故过多摄入功能性饮料会加重肾脏负担，甚至带来严重后果。例如：肾功能减退患者若大量饮用功能性饮料，可导致血钾升高，严重时可导致心律失常，甚至心搏骤停。

炎炎夏日，与上述饮料相比，一杯白开水、淡茶水或一瓶纯净水，不失为更好的选择。希望大家能更多选择健康饮品，保护肾脏，喝得健康。

王　琴

冬季养生有何"膏"招

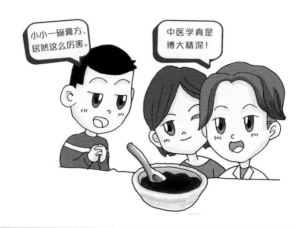

民间流传一句俗话：冬令进补，来春打虎。冬季阳气潜藏，万物多静少动、蓄藏精气，此时服用一些滋补膏药，可调养身心，滋养来年春天的勃勃生机。

膏方是什么

膏方是中药内服膏药的一种，是将中药饮片反复煎煮、去渣取汁，经蒸发浓缩后，加阿胶、鹿角胶等动物胶质和滋补细料，加黄酒、蜂蜜或木糖醇等矫味去腥后制成。

膏方分为养生膏方和康复膏方。养生膏方用于非器质性疾病者，可使阴、阳、气、血虚的人趋于阴平阳秘的健康状态，避免或减少疾病的发生。康复膏方多用于慢性疾病患者，可扶正祛邪，促进康复。

为什么要选择膏方进补

《黄帝内经》记载：上工治未病。膏方调养可以贯穿"治未病"全流程，起到未病防病，既病防变，愈后防复的效果。

一是疗效稳定，作用持久。与汤剂不同，膏方几十味药经过长时间煎煮、反复浓缩炼制，药物成分充分分析出，疗效稳定而持久。膏方制成后，可服用两个月左右，为上班族节省了大量就医时间。

二是口感香甜，易于保存。膏方一般有糖类等矫味，糖尿病、肥胖等患者的膏方中可使用代糖，口感多绵柔、香甜。膏体为半流体状，现代膏方有小包装制剂，按每次服用量密封包装，便于携带，旅行、出差也不耽误服用。

三是辨证施治，因人而异。医生会根据患者体质辨证施膏，一人一方，"量身定做"，确保疗效。

膏方适合哪些人服用

一是体质虚弱者。术后、重病或产后身体虚弱，以及平素体弱者，服用膏方可增强体质，提高生活质量。

二是亚健康状态者。一些白领或高强度脑力劳动者长期处于亚健康状态，体力下降、精力不足，属于中医"治未病"的重点对象。膏方可益气养血、补心健脑，改善亚健康状态。

三是代谢失常者。中老年人常有高血压、糖尿病、冠心病、失眠等问题，服用膏方可帮助控制已病，防止疾病加重或出现变证。

四是慢性病患者。过敏性哮喘、鼻炎、慢阻肺、脾胃失调、颈肩腰腿痛、癌症康复期、男性性功能障碍、女性月经不调等患者，服用膏方有助于调养脏腑功能，培本固元，预防疾病复发。

汤璐敏

心血管病患者如何吃出健康

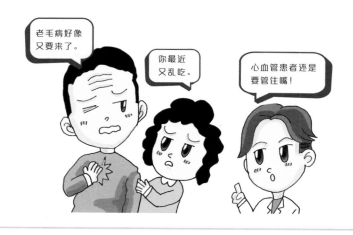

　　《素问·上古天真论》道："上古之人，其知道者，法于阴阳，和于术数，饮食有节，起居有常，不妄作劳，故能形与神俱，而尽终其天年，度百岁乃去。"根据《柳叶刀》发布的2019年全球疾病负担研究报告，饮食风险因素是导致全球人口死亡的重点危险因素，也是导致心血管事件发生的"罪魁祸首"之一。

　　在中国，因饮食问题造成的心血管事件更为普遍。建立健康的饮食模式，有助于预防心血管病，维护心血管健康。

　　怎么吃：有"多"也有"少"

　　心血管病患者应多吃富含不饱和脂肪酸的食物，避免摄入含有反式脂肪酸的加工食品，每周可吃2～3次鱼，限制高胆固醇食物摄入。多吃蔬果等植物性食物，适量吃无盐坚果、禽肉、低脂或减脂奶制品。少吃精制碳水化合物、畜肉类（尤其是加工肉制品）。限制酒精和含糖饮料摄入。清淡饮食，少油、少盐、少糖。

吃多少：一共分三步

第一步，确定标准体重。标准体重的简易计算方法：标准体重（千克）＝身高（米）× 身高（米）× 22

第二步，确定身体活动量。身体活动量根据体力劳动情况确定：轻体力劳动者，每日每千克体重需要25 ～ 30千卡能量；普通体力劳动者，每日每千克体重需要30 ～ 35千卡能量；重体力工作者，每日每千克体重需要35 ～ 40千卡能量。

第三步，确定每日能量摄入量。能量摄入量＝标准体重 × 身体活动量。

对心血管疾病患者而言，控制膳食能量摄入是第一位的：如果能量摄入大于消耗，多余能量就会以脂肪的形式贮存于体内，导致体重增加，而肥胖、血脂异常等都是心血管病的重要危险因素。

陈晓涵　邱训涵

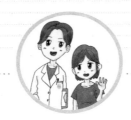

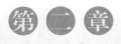

儿童保健

如何跟过敏说再见

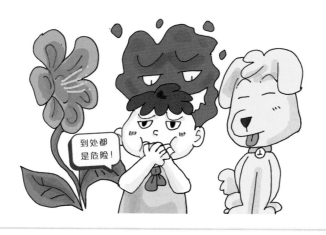

每当春天来临时，随着气温慢慢回升，空气中的过敏原逐渐增多。微小的花粉颗粒从树、花、草等植物中飘散出来；各种呼吸道致病菌生长、繁殖加快，也迅速加入其中；当然还有螨虫，"又双叒叕"找到了适宜的生存环境。于是，过敏娃的症状又出现了，喘息、反复咳嗽、鼻炎发作、皮炎……

过敏性疾病如何治疗

鼻炎、哮喘和皮炎都属于过敏性疾病，是过敏原在孩子身体不同部位的不同表现。针对过敏性疾病，目前主要采用以变应原免疫治疗（也就是大家常说的"脱敏治疗"）为基石的"四位一体"综合治疗，包括环境控制、药物治疗、患者教育和变应原免疫治疗。

什么是脱敏治疗

目前，脱敏治疗主要针对尘螨引起的鼻炎、哮喘、过敏性结膜炎和中重度特应性皮炎。脱敏治疗是让患儿按照一定的规律，以少量、多次、剂量逐渐递增的方式接触变应原。剂量上升期间（前15

周），每周就诊1次；达到维持剂量后，每月就诊1次；持续足够的疗程（3～5年），最终产生免疫耐受。

脱敏治疗安全吗

脱敏治疗的安全性备受家长关注。目前使用的疫苗是国际标准化的螨变应原疫苗。治疗前，医生和护士会共同评估患儿感染、气道峰流速数值等情况，在患儿身体条件适合的情况下才会进行治疗。治疗后，患儿须留院观察半小时，确定呼吸、心率和血压等指标一切正常后，才能离院。离院后，如果孩子出现任何不适，家长可通过脱敏治疗微信群与医生取得联系。

脱敏治疗效果如何

到目前为止，脱敏治疗是唯一针对过敏性疾病病因的治疗方法，治疗后机体会产生免疫耐受，即孩子再次接触过敏原后，症状可减轻或不再出现，对症治疗药物使用减少，生活质量提高。此外，脱敏治疗还能在一定程度上避免新过敏原产生，延缓过敏性疾病进展。

丁　博　卢燕鸣

孩子不长个就是矮小症吗

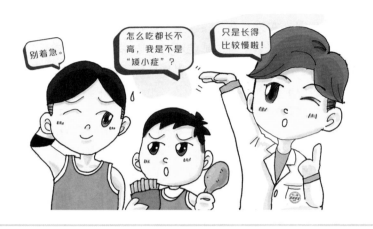

孩子的身高一直是爸爸妈妈们关心的大问题：孩子长得矮是怎么回事？究竟是先天遗传，还是后天导致？是营养失衡，还是锻炼不够？在如今物质丰富的年代，吃得饱、吃得好已经不是问题，但孩子的身高却成为一些家长面临的难题。

如何判断是否为矮小症

身高没有绝对的标准，但有一个相对的正常范围。目前临床上一般用标准差法或百分位法来判断身材矮小，即儿童身高低于同年龄、同性别、同地区、同种族正常儿童身高的2个标准差（-2SD）或3个百分位，可诊断为矮小症。

简单地说，将100个同性别、同年龄的孩子由矮到高排队，排在前3位的孩子可能患有矮小症。

造成孩子身材矮小的原因有哪些

矮小只是一种表现，导致矮小的原因有很多，不同孩子矮小的原因不同。常见原因如下：

（1）内分泌性矮小：如生长激素缺乏、甲状腺功能低下及性早熟等导致的身材矮小。

（2）特发性矮小症（包括多数遗传性身材矮小）：60%～80%的矮小症属于此类。病因尚不明确，可能与生长激素活性不够或受体不敏感等有关。

（3）宫内发育迟缓：1/3左右的宫内发育迟缓患儿成年后存在身材矮小。

（4）遗传代谢性疾病：如特纳（Turner）综合征、黏多糖病、糖原累积症等。

（5）其他疾病：相对少见，如先天性软骨发育不全、肾小管酸中毒、某些慢性疾病、营养不良等。

孩子身材矮小，真的是晚长吗

鉴别孩子是否晚长，家长绝不可"想当然"，需要有科学依据。"晚长"需符合四个条件，缺一不可：

（1）父母双方或至少有一方存在晚长的情况。

（2）生长速度与正常孩子基本平行。

（3）骨龄正常或落后于实际年龄＜2岁。

（4）青春发育年龄比同龄人相对晚。

身材矮小达到一定程度，称为矮小症，应争取"早发现、早诊断、早治疗"。3～12岁是治疗矮小症的黄金时期，家长如果发现孩子每年长高不到5厘米，长期低于同龄人半个头，一直坐在班级第一排，就需要警惕孩子是否存在生长发育障碍，应尽早带孩子去医院接受专业的评估、诊断和治疗。

李小燕

愁坏了，宝宝功能性便秘怎么办

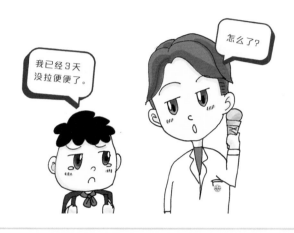

几乎每一位家长都有为自家小朋友便秘而烦恼的经历。儿童便秘分为器质性便秘和功能性便秘。由巨结肠、脊柱畸形等引起的器质性便秘相对少见，绝大多数是功能性便秘。

功能性便秘是怎么回事

根据罗马标准，如果一周排便≤2次，或有大便潴留、排便疼痛或排便困难、直肠内存在大量粪便团块、巨大粪便足以阻塞厕所等现象，应高度怀疑孩子是否患有功能性便秘。

造成功能性便秘的常见原因如下：

（1）遗传因素：有些患儿似乎生来即有便秘倾向，其家族也有便秘史，称为"素质性便秘"。

（2）饮食习惯：包括饮食不足和食物成分不当两方面。若婴幼儿进食少，液体被吸收后，食物残渣少，加之肠蠕动弱，可导致便秘；若食物中含大量蛋白质而碳水化合物不足，食物经代谢后，大便易呈碱性且干燥，可致便秘；纤维性食物摄入太少，也可导致便秘。

（3）肠道功能失调：生活不规律，不按时大便，如学生久坐、上课期间憋便等，可导致排便规律紊乱，进而导致便秘。

（4）精神因素：有些孩子存在焦虑等心理问题，也可发生便秘。

家长如何应对

应对孩子便秘的总体原则为：清除粪块潴留，合理安排膳食，加强运动，建立良好的排便习惯，解除心理障碍。

（1）孩子发生便秘时，可临时用开塞露通便。该药不被肠壁吸收，可润滑肠道、去除积粪，对急性便秘效果好，但不可长期使用。

（2）调整饮食结构，家长应让孩子多吃富含膳食纤维的食物，如水果、蔬菜及粗粮等，不能迁就儿童挑食、偏食的习惯。

（3）足量饮水，这对改善便秘具有非常关键的作用。

（4）鼓励孩子增加活动量，促进肠道蠕动。

（5）进行排便训练，培养定时排便的习惯。

（6）如果孩子有焦虑等不良情绪，家长应耐心询问、积极疏导。

通过以上方法进行干预后，儿童的功能性便秘问题大多可得到妥善解决。

屠志强

儿童也有关节炎吗

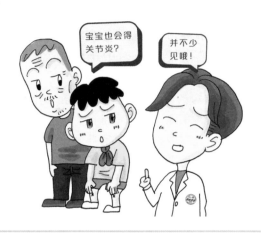

提起关节炎，很多人想到的首先是老年人，其次是中年人。实际上，儿童患关节炎的情况也不少见。

引起儿童关节炎的因素很多，如感染性、免疫性、代谢性、内分泌性、传染性、退化性、地理环境因素和心因性等。涉及的疾病有自身免疫性疾病、感染性骨关节炎、代谢性及遗传性骨关节病、骨关节肿瘤、原因不明的骨关节病等。

幼年特发性关节炎（JIA）是儿童时期常见的风湿性疾病之一，以关节受累为主，全球平均发病率为每10万儿童中有150例左右。

根据临床症状及实验室相关检查，幼年特发性关节炎分为7种亚型：全身型、类风湿因子（RF）阴性多关节炎型、RF阳性多关节炎型、少关节炎型、与附着点炎症相关型、银屑病型和未分化型。

每种亚型JIA的临床表现有其自身特点，发病年龄也不一样。比如：少关节炎型和RF阴性多关节炎型JIA好发于幼儿园和小学阶段的孩子；与附着点炎症相关型JIA好发于小学和初中阶段的孩子；RF阳性多关节炎型JIA容易在青春期阶段出现。

　　每种亚型JIA的预后也有差异。比如：多关节型JIA治疗缓解后的复发率达50%～70%，关节间隙狭窄和骨侵蚀发生率高达75%；少关节炎型JIA复发率达45%～67%。

　　治疗不当患儿的残疾率很高，除肢体功能障碍外，还有身材矮小的情况。有研究显示，JIA患儿身材矮小的发生率较高，多关节型JIA患儿为10.4%，全身性关节炎患儿为41%。

　　因此，必须重视儿童出现的关节炎症状。家长若发现孩子的关节出现红、肿、热、痛等症状时，要及时带孩子去医院做进一步检查。如果确诊患有某种类型的关节炎，应积极进行相关治疗，以便早期控制病情。

屠志强

为什么母乳是最有营养的婴儿食物

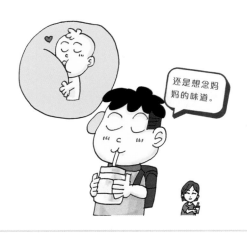

还是想念妈妈的味道。

现在，一些新手妈妈不愿母乳喂养，特别是哺乳之初，宝宝给妈妈造成的局部损伤，让她们更倾向于人工喂养。尽管如今奶粉的生产工艺已较先进，营养成分配比已较科学，但母乳仍具有其他食物无法比拟的优势。

母乳中的营养成分最适合婴儿消化和吸收，利用率较高，远超其他食物（如牛、羊乳及其制品等）。

蛋白质方面，母乳的蛋白质含量低于牛乳，但质量优于牛乳。母乳中富含乳清蛋白，牛奶中富含酪蛋白，前者在胃内形成的颗粒细小、柔软，适合婴儿消化吸收。另外，母乳蛋白质的氨基酸构成也比牛乳更适合婴儿。

脂肪方面，母乳的脂肪含量虽与牛乳相仿，但不饱和脂肪酸含量高，如亚油酸、卵磷脂、鞘磷脂、牛磺酸、DHA等，对婴儿的大脑发育十分重要。此外，母乳中的脂肪进入婴儿胃内后形成的脂肪球较细，加上母乳中含有乳脂酶，有利于脂肪的消化和吸收，尤其适合缺乏胰脂酶的新生儿和早产儿。

糖及其他营养物质。母乳中的乳糖含量较牛乳高，且以 α-乳糖为主，易于吸收，并可促进宝宝肠道内乳酸杆菌的生长；母乳中的钙磷含量虽低于牛乳，但其比例优于牛乳，钙吸收率亦高于牛乳；母乳和牛乳的铁含量均不高，但铁吸收率，母乳（50%）高于牛乳（10%）；母乳中维生素A、B族维生素、维生素C含量均高于牛乳，且含有较多锌、铜、碘等微量元素。

此外，母乳中还含有一些其他食物所不具备的物质：母乳中含有大量具有活性的免疫因子，可保护婴儿的肠黏膜和呼吸道黏膜免受细菌、病毒、微生物侵袭；母乳中含有活的免疫细胞，可吞噬和杀死病原体；母乳中的活性溶菌酶可消灭病原体，激活补体等免疫因子，促进孩子免疫系统的发育。

正因为母乳具有如此多的天然优势，所以世界卫生组织（WHO）在2002年制定的《婴幼儿喂养全球策略》中明确要求：足月出生的健康婴儿应于出生后1小时内开始母乳喂养，此前不应喂食任何食物或饮料；婴儿出生后最初6个月内，应纯母乳喂养。

屠志强

儿童也会患风湿病吗

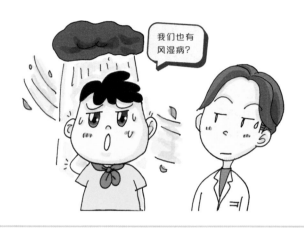

提起"风湿病",人们往往认为这是成年人的"专利"。其实，儿童也是风湿病侵犯的对象，风湿病是严重危害儿童健康及生命的疾病。

什么是儿童风湿病

风湿病是指一大类以关节受累为主、侵犯全身结缔组织的疾病，涉及所有骨关节、肌肉及其他结缔组织。由于儿童免疫系统发育有其特点，故儿童风湿病的涵盖范围更广，可涉及全身多个系统。常见的儿童风湿病包括风湿热、幼年特发性关节炎（JIA）、系统性红斑狼疮（SLE）、幼年皮肌炎、儿童血管炎、硬皮病、白塞病、干燥综合征、过敏性紫癜、川崎病、韦格纳肉芽肿病，以及其他不伴风湿病的"风湿样"结节、结节性红斑、莱姆病等。

儿童风湿病是否会传染

儿童风湿病的病因尚不明确，可能是多因素作用的结果，尤其是遗传背景（易感性）和环境、感染的共同作用，造成机体免疫系统异常，最终导致疾病发生。这让儿童风湿病的诊断变得更为复杂，但儿童风湿病并不是传染病。

儿童风湿病的预警信号

儿童风湿病在临床上并不少见，但其症状复杂，早期表现多不典型，需要与多种疾病相鉴别，避免误诊和漏诊。家长如果发现孩子有以下情况，应及时带孩子去儿童风湿免疫专科进行检查：① 关节红、肿、热、痛；② 反复出现的皮疹；③ 反复或长期发热，尤其是伴有皮肤红斑、关节肿痛、口腔溃疡、四肢无力等；④ 出现多系统、多器官受累的表现。

儿童风湿病具有进展快、病程长、易反复发作等特点，治疗难度较大，有一定的致残率和致死率。早识别、早诊断对改善风湿病患儿的预后至关重要。家长要提高对儿童风湿病的认识，发现问题后，及时带孩子去儿科风湿免疫专科进行诊治。

徐金苹

孩子乳房发育了，就是性早熟吗

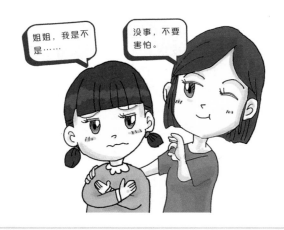

性早熟是一个让诸多家长"谈之色变"的话题。孩子多大年龄发育算正常？如何判断孩子开始发育了？孩子性早熟就一定长不高吗？

孩子性发育多早，算性早熟

判断性早熟，记住一个口诀：女 7.5 岁，男 9 岁。

性早熟是青春期发育异常，根据 2022 年《中枢性性早熟诊断与治疗专家共识》的诊断标准，女孩在 7.5 岁前出现乳房发育或 10 岁前出现月经初潮；男孩在 9 岁前出现睾丸增大，并伴有体格快速增长，要考虑是否存在性早熟。

孩子性早熟，就一定长不高吗

答案是：不一定。大家之所以对性早熟谈之色变，主要是因为性早熟会影响孩子成年后的身高和心理健康。应对性早熟，最关键的一个字是"早"。性早熟对孩子身高影响，主要取决于早发育出现的时间和发育进展的快慢。女孩若刚满 5 岁就出现乳房发育，影响显然很大；如果女孩在 7 岁 10 个月时开始出现乳房发育，且进展缓慢，可能对身高的影响就小多了。但是，家长一般很难判断性早熟对孩子的身高到底有没有影响，故请专业医生进行科学评估很重要。

喝豆浆、吃反季节水果会导致性早熟吗

关于性早熟与饮食之间关系的说法很多。其实，很多食物是被"冤枉"的，它们并不会造成孩子性早熟。反季节水果一直被贴上"打了激素"的标签，特别是猕猴桃、草莓，更是被许多人加入"黑名单"。实际上，催熟这些瓜果的激素，是一种植物生长调节剂，不等于性激素，它能催熟瓜果，并不能"催熟"孩子。

吃豆制品、喝豆浆，会导致性早熟吗？当然不会。真相是：豆制品中的"大豆异黄酮"是一种植物激素，其化学结构虽与雌二醇相似，但作用活性仅为雌激素的千分之一至万分之一。正常食用豆浆，并不会导致雌激素超标，家长不必过于担心。

李小燕

宝宝身高增长有规律吗

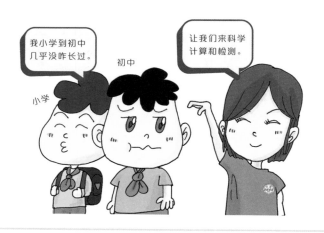

儿童的生长发育是有规律的。了解儿童生长发育的规律，可以让家长在孩子生长发育过程中做到心中有数。那么，儿童生长发育的规律是什么呢？

不同年龄，身长（高）增长速度不同

新生儿出生时，身长平均为50厘米。出生后头3个月，身长每月增长11～12厘米，约等于后9个月身长增长的总和。1岁时，身高为75厘米。出生后第2年，身长增长速度减慢，平均每年增长10厘米左右；到2周岁时，身长约为85厘米。2岁后，每年增长5～7（7.5）厘米。

儿童常用的身长（高）计算公式为：2～12岁，身长（高）=年龄（岁）×7+75（厘米）。

怎么判断孩子的生长发育是否正常

如果想知道孩子是否处于正常的生长发育过程中，必须做到定期体检。在孩子出生后第3、6、8（或9）、12个月时，应进行健康检查；1岁以后，至少每半年进行一次健康检查；3岁以后，至少每年进行一次健康检查，以便了解儿童的生长发育情况。

同时，家长还应在家中定期（至少每3个月1次）测量孩子的身高和体重，并学会使用生长监测图。当发现儿童生长趋势减缓或一直处于第3百分位以下时，需要及时带孩子去医院就诊。

当然，影响生长发育的因素很多，除遗传因素外，还有营养、环境、教育、社会等因素。在生长发育的不同时期，各种影响因素对孩子成年后身高的影响也不同。0～3岁时，营养的供给对孩子身高的影响显著；3岁后，生长激素在身高方面的作用逐渐显现出来；到了青春期，性激素对身高的影响相当重要，青春期身高突增，缘于性激素和生长激素的共同作用。因此，在每个阶段，家长都应该关注孩子的生长发育状况，给予正确、科学的养育。

总之，掌握孩子生长发育的规律及其影响因素，定期监测其发育状况，可早期干预及改善身高等问题，让孩子赢在"起跑线"。

秦 凤

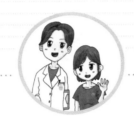

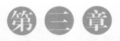

疾病防治

反复发热为何与心脏疾病有关

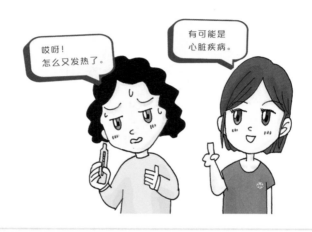

近日，一位51岁的患者来门诊做心脏彩超检查。她说，自己4个月前开始出现发热，最高为38.5℃，用抗生素后虽有好转，但停药后又复发，伴轻微活动后胸闷、气短。了解病史后，我决定重点检查她的心脏瓣膜。不出所料，超声检查发现其主动脉瓣上有许多形状不规则的东西，最大直径超过10毫米。这些"东西"到底是什么呢？在医学上，它有个名字叫"赘生物"，是感染性心内膜炎（IE）在超声心动图上的特异性表现，也是导致患者反复发热的"元凶"。

什么是感染性心内膜炎

感染性心内膜炎是指病原微生物迁移到心脏瓣膜和（或）心内膜、大血管内膜，以及由于赘生物脱落导致远处栓塞、感染和脓毒血症的一类感染性疾病。致病菌以细菌多见，是一种严重威胁患者健康和生命的感染性心脏疾病。

哪些人容易患感染性心内膜炎

心脏结构比较特殊的人容易患IE。比如：患有先天性心脏病（如主动脉瓣二叶式畸形、室间隔缺损、动脉导管未闭等）或存在后天导致的心脏结构变化（如瓣膜置换、封堵器及起搏器植入等）者，比正常人更容易发生IE。

怎么发现感染性心内膜炎

持续长时间的发热是IE最常见的症状。血液细菌培养阳性是确诊IE的重要依据。超声心动图可直观显示心脏赘生物的大小、形态、活动度，以及瓣膜受损程度和心功能状况。

如何治疗感染性心内膜炎

一旦确诊患有感染性心内膜炎，患者应在医生指导下及时进行抗生素治疗，医生会根据细菌培养和药敏试验结果及时换用敏感的抗生素。当出现下述情况时，需考虑手术治疗：难治性心力衰竭、药物治疗不能控制的感染、四肢动脉栓塞、明显瓣周漏或瓣周脓肿、真菌性感染性心内膜炎、赘生物直径＞10毫米、人工瓣膜功能障碍等。术后，患者还需进行持续、充分的抗感染治疗和心功能维护治疗。

王方方 李红丽 姜立新

甲状腺结节的分类代表什么

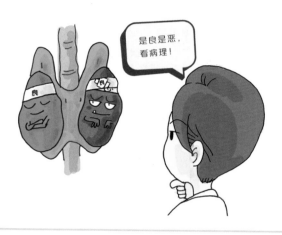

　　甲状腺是人体重要的内分泌器官，虽然小巧、不起眼，但承担着重要的功能。

　　甲状腺结节，顾名思义就是甲状腺内长了一个小肿块，多数是由于正常的甲状腺细胞过度增生引起，仅5%～15%的甲状腺结节是由于甲状腺细胞疯狂增殖，最后发展成恶性肿瘤。

如何判断甲状腺结节的性质

　　超声检查是鉴别甲状腺结节良恶性的首要检测手段。

　　常常有患者问："医生，为什么我的结节是3类，我同事的结节是4类？两者有什么区别吗？"

　　研究表明，甲状腺良性结节转化为恶性结节的概率不高，结节大小和良恶性之间没有必然联系。绝大多数良性甲状腺结节患者只需要定期随访、适度观察即可。少数疑似恶性的结节，需要通过超声引导下穿刺细胞学检查加以判断。

　　细针抽吸活检（FNAB）是利用细针对甲状腺结节进行穿刺，获

超声评估甲状腺结节的TI—RADS分类

分类	评价	超声表现	恶性风险
0	无结节	弥漫性病变	0
1	阴性	正常甲状腺（或术后）	0
2	良性	囊性或实性为主，形态规则、边界清楚的良性结节	0
3	可能良性	不典型的良性结节	＜5%
4	可疑恶性	恶性征象：实质性、低回声或极低回声、微小钙化、边界模糊/微分叶、纵横比＞1	5%～85%
4a		具有1种恶性征象	5%～10%
4b		具有2种恶性征象	10%～50%
4c		具有3～4种恶性征象	50%～85%
5	恶性	超过4种恶性征象，尤其是有微钙化和微分叶者	85%～100%
6	恶性	经病理证实的恶性病变	无

取细胞成分，再通过细胞学诊检查判断病灶性质的一种方法，是目前最有效的确定甲状腺结节良恶性的方法。

"僵尸结节"多为良性

还有一种特殊的甲状腺结节——僵尸结节，又称"木乃伊结节"。虽然名称有点"恐怖"，但并不可怕。僵尸结节的形成分两种情况：① 随着病程进展，甲状腺内一些囊性或囊实性良性结节内的液体自发性部分或全部吸收后，萎缩形成相对实性的小结节，体积较前明显缩小，结节内部有纤维化及钙化灶；② 一些医源性行为，如穿刺、消融等，导致结节内部纤维化，形成钙化灶。这类结节往往在超声声像图上具有恶性结节的特征，常被误判为4～5类结节。其实，这类结节一般都是良性的，定期随访即可。

值得一提的是，影像学检查只是一种手段，只能"提出疑问"，最终的"审判长"是病理诊断。

吴春华　蒋书菲　姜立新

哪些胆囊结石患者需要摘除胆囊

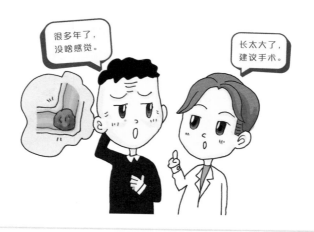

　　胆囊结石是胆道系统常见的疾病之一，全球 9% ～ 15% 的成年人患有胆囊结石。门诊时，常有患者提出疑问："医生，我这个胆囊结石已经有 10 多年了，没啥感觉，为什么要手术切除？"

　　有胆囊结石，必须做手术吗

　　《胆囊良性疾病外科治疗的专家共识（2021 版）》指出：由于胆囊结石是胆囊癌的危险因素，无论有无症状，均有手术指征。

　　通常，对有症状的胆囊结石，医生一般建议患者尽早接受胆囊切除术。近年来，随着超声检查的普及，无症状胆囊结石的检出率逐年增高。暂时不愿意接受手术治疗的无症状胆囊结石患者，部分人可选择密切随访。

　　只要无症状，就不需要做手术吗

　　并非所有无症状胆囊结石患者都适合保守治疗。胆囊结石直径在 2.5 厘米以上、胆囊泥沙样结石、胆囊充填型结石、胆囊颈管结石、伴糖尿病或具有胆囊癌危险因素（如胆囊萎缩、瓷化胆囊、胆囊壁增厚≥3毫米）、胆囊真性息肉等患者，即使没有症状，也应尽早接受胆囊切除术。

可以保胆取石吗

《胆囊良性疾病外科治疗的专家共识（2021版）》指出：保胆取石术后复发率高，且保胆取石术后的胆囊是胆囊癌的高危因素，故不宜保胆。

药物溶石、排石有效吗

药物溶石、排石治疗，体外冲击波碎石治疗，经皮胆囊碎石溶石等，对胆囊结石基本无效且危害性大，不推荐。

胆囊切除的手术方式有哪些

腹腔镜胆囊切除术、单孔腹腔镜胆囊切除术，因创伤小、患者术后恢复快，已成为胆囊切除的主流术式。传统开腹胆囊切除术已逐渐被腹腔镜胆囊切除术取代，目前多用于伴严重炎症或复杂粘连的患者。机器人胆囊切除术和经自然腔道内镜胆囊切除术，目前指南不推荐，特殊需求患者除外。

杨林华

肺结节=肺癌？这项检查为你解惑

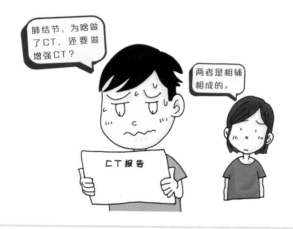

　　王大爷在体检时被发现左肺有一个结节，十分焦虑，赶紧去医院就诊。"医生，我这个肺结节不会是癌吧？要不要做手术？"医生看了他的片子后，没有马上下结论，而是让王大爷再做一次"肺CT靶扫描和能谱CT增强检查"，进一步判断结节的良恶性。

什么是CT靶扫描

　　CT靶扫描是通过缩小扫描视野来提高分辨率的薄层CT扫描技术，扫描视野一般为20～25厘米，包括纵隔和一侧肺。虽然扫描范围小了，但可以提高分辨率，对病灶细节的显示更清晰，有利于判断肺结节的性质。通俗地说，就是"拿着放大镜瞄准病灶仔细看"。

什么是能谱CT增强检查

　　能谱CT的能谱是指"能谱分光系统"，将X线分成X线光谱，类似于三棱镜将白光分成七色光，利用不同光谱的X线变化对病灶进行分析。能谱CT增强检查既能提供常规CT图像，又能提供多参数（单能量、能谱曲线、碘密度等）图像，即同样进行一次扫描，能谱CT

增强检查可以提供更多病灶信息。

CT靶扫描和能谱CT增强必须同时做吗

CT靶扫描主要针对肺小结节，尤其是直径1.5厘米以下的小结节，可以帮助医生观察结节的形态及结构细微特征，发现肿瘤的蛛丝马迹。能谱CT增强检查需要为患者注射造影剂，通过观察结节强化特征，了解病灶血供情况，多用于判断混合磨玻璃结节、实性结节的性质。通常，医生会根据肺结节的具体情况选择相应的检查方法。

对肺结节，尤其是肺小结节，这两项技术有助于鉴别肺结节的良恶性、侵袭性，为临床治疗决策提供可靠的影像学依据，帮助判断病灶性质，避免过度治疗。

余 烨 吴华伟 周 滟

体检发现肺结节怎么办

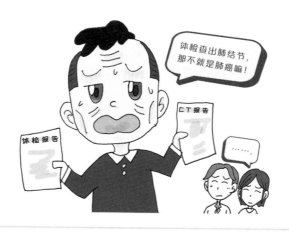

如今，体检发现肺结节的人越来越多，一开刀，居然大多是肺癌……的确，貌似越来越多的肺癌弄得大家人心惶惶、谈"结节"色变。实际上，这件事应该这么看：可能并不是肺癌越来越多了，而是被发现的肺癌越来越多了，因为检查越来越普及、手段越来越先进了。

二三十年前，我们用胸片体检，是很难发现直径20毫米以下的肺小结节的。近年来，随着胸部CT检查的普及和人工智能阅片技术的应用，小至2毫米的肺结节都"无处遁形"。

不过，肺结节不等于肺癌。CT体检时发现的绝大多数肺部微小结节，都是良性的，都可以随访观察。至于"磨玻璃结节和实性结节哪个更危险"，这是个专业问题，普通人不必纠结，交给胸外科或呼吸科医生来评估即可。

需要指出的是，肺小结节并不一定会进展为恶性肿瘤（体检时经常发现的甲状腺结节、乳腺结节也是如此）。每年做一次胸部CT检查，观察肺小结节的变化情况即可，不必急于手术。只有高度怀疑是肺癌的结节，医生才会建议患者做手术。

肺癌得以早发现，带来的好处是手术创伤更小、治疗效果更好。二三十年前，60% ～ 70%的肺癌患者初诊时已是中晚期；现在，胸外科60% ～ 70%的肺癌都是极早期，手术后可以治愈，术后也不需要任何辅助治疗。这一进步主要归功于胸部CT检查的普及，使更多早期肺癌被发现，并将其扼杀在萌芽状态。从这个角度看，体检发现肺结节并非坏事。

普通人可记住一段顺口溜："每年体检CT好，肺内结节察秋毫；微小结节不足惧，胸外科来解您愁。"

林海平

花粉过敏的"坑"，你踩过几个

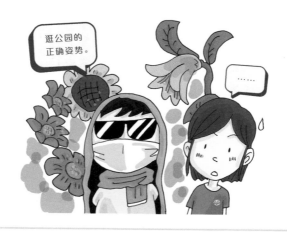

春天里草长莺飞、阳光明媚，人们游兴正浓。但对花粉过敏者而言，漫天的飞絮，以及被鼻涕、眼泪支配的恐惧，阻止了他们外出游玩的脚步。今天。我们就来认识一下这些阻挡过敏人出游的"罪魁祸首"。

花粉过敏的特点

花粉是一种常见的过敏原，可诱发"花粉症"。过敏体质者接触致敏花粉后，可发生过敏性鼻炎、过敏性结膜炎、哮喘、过敏性皮炎等。花粉过敏患者的发作期、症状轻重与致敏花粉的传播途径和花期等有关，具有明显的季节性和地域性特征。

花粉过敏的"罪魁祸首"

花粉过敏的过敏原主要为风媒传播的草树花粉。春季（2～5月）以树花粉为主，如榆树、杨树、柳树、柏树、松树、构树、梧桐树等。夏秋季（6～10月）以草花粉为主，如蒿属、葎草、豚草、蓖麻、向日葵、苍耳、玉米、国槐等。

花粉过敏还可能与食物过敏相关。例如：桦树花粉过敏可引起桦树–艾蒿–芹菜综合征、苹果–桃过敏口唇综合征；法国梧桐花粉过敏可能与榛子、核桃、生菜、桃、樱桃、苹果、花生等引起的口腔过敏综合征有关。

辨别花粉过敏原

花粉过敏属于慢性疾病，需要综合性、长期化的防治策略。确定过敏原是防治花粉过敏的基础。

首先，患者要全面了解花粉过敏的知识，在花粉飘散的季节尽量减少外出，远离相关植物。合理选择出门、开窗通风时间，尽量避免在中午前后空气中花粉浓度较高时外出或开窗通风。温暖、干燥、刮风的天气，植物花粉囊更易破裂，空气中花粉浓度大增，须加强防护。外出时，应穿长袖衣服、戴防花粉护目镜、口罩等。回家后，应及时冲洗鼻子，清洗双手、面部等暴露部位。定期清洗纱窗、使用空气净化器，可有效降低室内花粉浓度。

其次，根据病情需要配备或预防性使用药物，如口服抗组胺药、眼鼻外用药、花粉阻隔剂、激素吸入制剂等。

第三，采取个体化防治措施，寻找过敏原，有针对性地避免接触和进行防护；进行致敏花粉的特异性免疫治疗（脱敏治疗）或针对IgE等的生物靶向治疗。

卢　慧

过敏和哮喘，哪个更严重

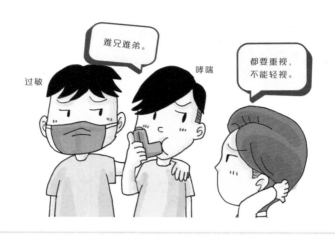

"轻过敏而重哮喘"是一种普遍的观念。人们对过敏司空见惯，觉得只要吃几天抗过敏药就能好；对哮喘则闻之色变，马上联想到激素和人命，觉得患了哮喘就完了。实际上，过敏和哮喘关系密切，各有轻重。

过敏和哮喘关系密切

过敏反应又称变态反应，其本质是人体免疫系统"过强"，抵抗了某些对健康人而言无害的物质，如花粉、尘螨、牛奶、鸡蛋等。这些物质被称为过敏原，也称变应原。通俗地讲，就是人体的免疫大军错把路人当敌人，从而导致了不必要的杀伐和伤亡。根据"主战场"不同，过敏性疾病包括过敏性皮炎、过敏性胃肠炎、过敏性鼻炎等多种疾病，也包括过敏性哮喘。

哮喘又称支气管哮喘，其本质是多种细胞参与的气道慢性炎症性疾病，患者可有反复发作性喘息、咳嗽、胸闷等症状。研究表明，绝大多数哮喘属于过敏性哮喘，在儿童中占比更高（成人＞50%，儿童≈80%）。接触过敏原可诱发是判断哮喘的一项重要参考指标。由此可见，过敏与哮喘密不可分。

过敏和哮喘各有轻重

作为慢性疾病，"轻重缓急"都会有。过敏常反复发作，症状可轻可重，除哮喘外，还有危及生命的过敏性休克。哮喘有重症和急性发作期，也有轻症和稳定期。哮喘的控制重点在于预防发作，而不是只关注急性发作的危害和处理。

目前国际公认的"四位一体"治疗方案，可以帮助过敏性哮喘患者稳定病情，减轻症状，降低急性发作的风险。具体措施包括：① 良好的患者教育，② 正确诊断及回避过敏原，③ 脱敏治疗（标准化特异性免疫治疗），④ 适当的对症治疗。其中，② 和③，以及联合生物靶向治疗等方法是针对病因和病程的治疗。吸入性激素是控制气道慢性炎症的重要对症治疗药物，需要用药却不用的患者是哮喘急性发作的高危人群。

总之，过敏没那么简单，哮喘也没那么可怕。我们要像重视哮喘一样重视过敏，也要像"轻视"过敏一样敢于直面哮喘。

郑　青

为什么我会患颈椎病

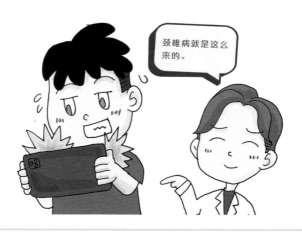

颈椎病是由于颈椎间盘或颈椎间关节退变，导致相应的脊髓、神经、血管受刺激或压迫，从而出现相应的临床症状。

随着年龄增长，人体各器官会逐渐退变、老化，颈椎也不例外，这是生理性的老化现象。若颈椎退变压迫了邻近的脊髓、神经或血管，可导致颈肩背痛，肢体麻木、疼痛、无力，头晕，头痛等症状，医学上称为颈椎病。

什么人易患颈椎病

颈椎退变是颈椎病的发病基础，颈椎病是中老年人的常见病。长期伏案工作、头颈部活动频繁，以及从事颈部易受伤职业者，颈椎更易发生劳损、退变和老化，是颈椎病的高发人群。

颈椎病该如何治疗

不同类型的颈椎病，治疗原则不同。神经根型与交感型颈椎病，非手术疗法是首选。非手术治疗不能有效缓解症状或症状反复发作者，考虑手术治疗；病情严重者，可尽早考虑手术治疗。脊髓型颈椎病对运动功能危害最大，非手术疗法大多无效，患者应尽早接受手术治疗。

非手术疗法有哪些

（1）使用颈部支具制动，注意休息。

（2）在医生指导下口服或外用消炎止痛、活血化瘀的中药或西药。

（3）局部封闭、局部热敷理疗等。

手术方法有哪些

通常，医生会根据患者的临床表现，结合影像学检查结果，选择合适的手术方式。颈椎前路手术是从颈椎前方切除增生的骨刺和突出的椎间盘，解除对脊髓的压迫。颈椎后路手术是扩大椎管，解除脊髓后方的压迫，间接解除脊髓前方因素对脊髓的压迫。

预防颈椎病该怎么做

颈椎病高危人群可采取的措施：定时改变头颈部位置，注意休息，劳逸结合；用双手牵伸脖子，轻轻按摩颈部肌肉；选用倾斜式桌面，帮助缓解颈部疲劳；注意颈部保暖；选用合适的枕头。

已出现颈椎病症状者可采取的措施：减少工作量，适当休息；症状较重、发作频繁者，应停止工作，卧床休息；避免攀高或做危险动作，以免意外摔伤导致严重后果。

陈 滨

如何拍背，帮老人排痰

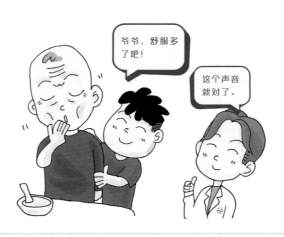

　　随着年龄增长，老年人身体各器官功能逐渐下降，抵抗力也随之降低，极易发生肺部感染等疾病，出现咳嗽、咯痰、喘息等。老年人经常有痰液黏稠、排痰不畅等困扰，有效的拍背排痰有助于痰液排出，使呼吸顺畅，避免呼吸道感染加重。那么，如何给老年人进行拍背排痰呢？

拍背排痰的具体方法

　　首先，让患者坐着或侧躺，操作者五指并拢，手掌弯曲成"杯状"，从肺底部开始拍背，注意避开脊柱、肩胛骨、肾脏、心脏等区域，以及衣服拉链、纽扣等，从下至上、从外至内叩击，拍打时手腕要放松，频率为120～150次/分钟，每次叩击5～15分钟。若叩击的声音空而深，说明手法正确。可单手拍背，也可双手交替叩击。

拍背排痰需要注意哪些问题

　　拍背排痰适用于咯痰无力、痰液黏稠不易咯出的患者。伴活动性内出血、咯血、气胸、肋骨骨折、肺水肿、低血压的患者，禁止拍背。

拍背过程中，应注意保暖。可隔着单件上衣进行拍背，以保护叩击处的皮肤，避免直接叩击造成皮肤发红。拍背应在餐后2小时或餐前30分钟进行。叩击力度应适中，以患者不感到疼痛为宜。拍背过程中，若患者出现不适，应立即停止拍背。若老人不能交流，应注意观察排痰效果和叩击位置的皮肤情况，适时调整频率和力度。

拍背有哪些重要意义

拍背排痰方法简单，实用性强，易操作，能促进痰液排出，预防肺部感染（尤其是卧床老人容易出现的坠积性肺炎）。家人可根据老人的身体状况、患病情况、行为表现及拍背后咯出痰量等情况，总结拍背排痰的效果。

总之，拍背排痰不仅解决了老年人排痰不畅的问题，还促进了老年患者与家人的沟通，能满足老人生理及心理的双重需求。

许佳燕

女性无法"炎"说的尿路感染，是怎么回事

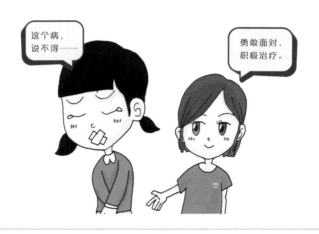

你是否经常久坐、憋尿、熬夜，曾受到尿频、尿急、尿痛的困扰？尿路感染是病原微生物在肾脏、输尿管、膀胱和尿道异常繁殖所致的急性或慢性炎症。尿路感染是女性的常见病，女性的患病率是男性的8倍，约50%的女性一生中至少会发生一次尿路感染。

为什么女性更易发生尿路感染

第一，女性尿道宽而短，毗邻阴道和肛门，细菌易从尿道口进入膀胱而导致感染，而阴道和肛周的菌群均是潜在的病原体。第二，女性在特殊时期发生尿路感染的风险增加：月经期若长时间不更换卫生用品，经血堪称"细菌培养基"；孕期子宫变大，压迫输尿管和膀胱，易使尿流不畅；更年期女性雌激素水平下降，尿道与阴道抗菌能力减弱。第三，久坐易使外阴处于温暖、潮湿环境，适合细菌滋生；长时间憋尿，尿液不能及时冲刷尿道、带走细菌，易导致感染。

如何判断是否发生了尿路感染

尿路感染主要表现为尿频、尿急、尿痛。下尿路感染较多见，常

伴下腹部疼痛。上尿路感染常有发热、寒战、腰痛、头痛等症状。正常尿液呈淡黄色，尿路感染时会出现尿色异常、浑浊、异味甚至发红（即血尿），有时可伴白带异常。

尿路感染如何治疗

尿路感染患者就诊首选泌尿外科，医生会根据病史、症状、体征，以及尿常规、尿细菌培养、血常规、影像学等检查结果进行诊断。治疗以抗菌药物为主，首选对致病菌敏感、肾毒性小的抗生素，必要时须联合用药，辅以对症治疗和生活方式调整等措施。不同类型的尿路感染，疗程不同。确诊后24小时内大量饮水、多次排尿，对改善症状有一定帮助。

如何预防尿路感染复发

尿路感染容易复发，治疗不规范或未遵医嘱服药是主要原因。比如：有的患者在症状缓解后就自行停药，其实细菌并未被彻底清除，很快会"卷土重来"。此外，治愈后若不注意预防，复发的可能性也较大。

因此，遵医嘱用药、及时复查很有必要。患者平时要养成多喝水的习惯，不憋尿，少食辛辣食物，注意个人卫生，便后从前向后擦拭，勤换内裤，性生活后及时排尿，少熬夜，多运动，提高抵抗力。

翟　炜

得了银屑病，还在恐慌吗

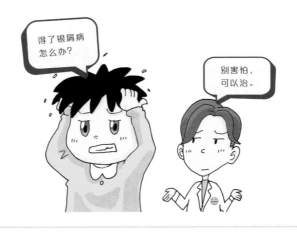

银屑病旧称"牛皮癣"，是一种以银白色鳞屑样斑块为特征的慢性炎症性皮肤病，常迁延不愈，严重影响患者的生活质量。

目前认为，银屑病是一种遗传与环境因素共同作用而诱发的慢性、复发性、炎症性、系统性疾病。常见类型包括寻常型银屑病、脓疱型银屑病、红皮病型银屑病、关节型银屑病。

银屑病有哪些危害

除皮肤外，银屑病还可累及指甲、关节等，给患者带来不适，造成社交障碍，影响劳动能力。此外，银屑病还有许多"共病"，如眼葡萄膜炎和巩膜炎、炎症性肠病等。随着病程的延长，银屑病患者发生"三高"（高血糖、高血压、高血脂）的概率明显增加，最终导致心血管疾病，增加死亡风险。

为什么会患银屑病

银屑病是人体免疫系统功能紊乱导致的疾病。有银屑病家族史的人发生银屑病的风险更高，但这并不表示这些人一定会患银屑病。银屑病是遗传与环境因素共同作用的结果，常见的环境诱因包括压力、感染、外伤、寒冷干燥的气候、吸烟等。

如何评估银屑病的严重程度

患者可采用体表面积法（BSA）自行评估疾病的严重程度。具体测量方法：一个手掌的面积表示体表面积的1%；全身皮损面积小于3%，为轻度银屑病；全身皮损面积3%～10%，为中度银屑病；全身皮损面积大于10%，为重度银屑病。

银屑病的治疗目标

银屑病是一种复发性疾病，目前尚无法根治。治疗目标是尽量清除皮损，减少共病风险，提高生活质量。

银屑病的自我防护措施

银屑病患者要勤洗澡、勤换内衣，保持床单、被褥清洁。持续使用温和不刺激的乳液，修复皮肤屏障。不可搔抓或搓擦皮肤，尽量避免外伤。戒烟，避免酗酒，少食辛辣刺激食物，控制体重。

王岚琦

眼皮上的黄色小疙瘩，你重视了吗

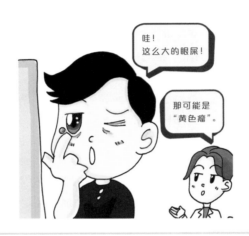

　　李阿姨今年56岁，退休后一直在女儿家帮忙照顾外孙。一个月前，她发现自己的右眼睑上长了一个黄色的小疙瘩，不痛也不痒。起初，她并未在意。谁知没过多久，她发现左眼睑上也出现了类似的小疙瘩。李阿姨不敢大意，赶紧去医院就诊，医生建议她先查查血脂。李阿姨很纳闷，眼皮上长疙瘩，为什么要查血脂呢？

什么是眼睑黄色瘤

　　黄色瘤是一种非癌性生长的组织细胞，多见于中年女性，尤其是更年期前后的女性。目前认为，眼睑黄色瘤是由于机体脂质代谢障碍，血液中过剩的脂肪沉积于眼睑皮肤导致，往往具有家族性，主要表现为橘黄色米粒大小或蚕豆大小的丘疹，眼部功能不受影响。因此，眼皮上出现黄色瘤者，应该去医院查一查血脂。

何为血脂异常

　　血脂，指的是血清中胆固醇、甘油三酯和类脂的总称。血脂异常，俗称高脂血症，通常是指血清胆固醇和甘油三酯水平升高，也泛指包括低密度脂蛋白胆固醇升高、高密度脂蛋白降低等在内的各种血脂异常。

"血脂高"有哪些危害

把高脂血症形容成"隐秘的杀手"，一点都不为过。血液中过多的胆固醇、甘油三酯等"垃圾"越积越多，会导致血管硬化、狭窄甚至闭塞，最终导致冠心病、心肌梗死、脑梗死、下肢动脉闭塞等。

哪些人需要重点检查血脂

以下人群应定期检查血脂：动脉粥样硬化性心血管病患者，有高血压、糖尿病、肥胖、吸烟等多种心血管病危险因素者，有早发心血管病家族史（男性一级直系亲属在55岁前、女性一级直系亲属在65岁前患缺血性心血管病）、家族性高胆固醇血症者，有皮肤或肌腱黄色瘤者。

多久查一次血脂合适

40岁以下的成年人应每2～5年查1次血脂；40岁以上男性和绝经期后女性应每年查1次血脂；心脑血管疾病患者及其高危人群，应每3～6个月查1次血脂；因心脑血管疾病住院的患者，应在入院24小时内检查血脂。需要提醒的是，血脂检测应至少包括1次脂蛋白（a）的检测。

汪　莉

如何发现骨质在悄悄流失

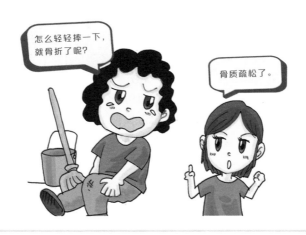

朋友小林遇到了烦心事：她妈妈在打扫卫生时摔了一跤，腰椎骨折了，还开了刀。小林想不通，她妈妈经常吃钙片、喝牛奶，平时也没有腰痛、背痛等不适，医生却说她有很严重的骨质疏松症。这是怎么回事？

小林的疑问带有普遍性。怎么才能知道骨质疏松已经"找上门"了呢？以下方法可以帮助发现骨质疏松症的"蛛丝马迹"。

从信号中发现

第一，身高变矮，特别是比年轻时矮4厘米以上。

第二，腰背疼痛或其他部位骨痛，翻身时加重。

第三，轻轻一摔就骨折。这种骨折叫"脆性骨折"，是受到很轻的外力就会导致的骨折。

出现这三个信号中的任何一个，往往意味着骨质疏松症已经发生。

从危险因素中发现

如果没有上述"信号"，可以找一找危险因素。以下任何一个因素都与骨质疏松有关：

不可改变危险因素：年龄大于60岁，女性已绝经，父母、兄弟、姐妹发生过脆性骨折。

可改变危险因素：体力活动少，吸烟，过量饮酒，常喝含咖啡因的饮料和碳酸饮料，蛋白质摄入过多或不足，饮食中缺钙和维生素D，体重过轻。

此外，患有某些疾病（如风湿病等）、长期服用某些药物（如激素类药物等）者也易发生骨质疏松症。

从自我测评中发现

网上有一些便捷的自测方法，如国际骨质疏松基金会制定的"骨质疏松症风险一分钟测试题"。绝经后女性可通过"亚洲人骨质疏松自我筛查工具（OSTA）"知晓患病风险。此外，通过"在线FRAX骨折风险测评系统"也可自测骨折风险。如果自己不会测，可到医院请医生帮助评估。

以上方法可初步判断患骨质疏松的可能性。去医院进行骨密度检查（双能X线吸收测定法），可帮助确诊骨质疏松症。

确诊患有骨质疏松症者不必过于担心，首先应改变不良生活习惯，注意补充钙和维生素D，接下来的事就交给医生。

蔡华杰

为什么痛风会在冬天"背刺"你

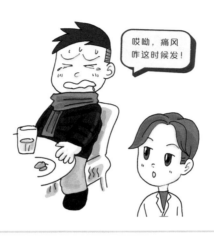

哎呦，痛风咋这时候发！

　　下班后，大壮正高高兴兴地享受着美食。突然，他的左侧大拇趾如一阵旋风般开始红肿、疼痛。到医院就诊检查后，医生发现他的血尿酸高达600毫摩/升，诊断他患有痛风。

什么是痛风

　　痛风是一种常见且复杂的关节炎型疾病。当血尿酸水平超过关节单钠尿酸盐饱和度，尿酸盐析出、沉积于外周关节及周围组织时，称为痛风。在正常饮食状态下，非同日两次空腹血尿酸水平，男性高于420毫摩/升，女性高于360毫摩/升，即为高尿酸血症。痛风主要包括急性发作性关节炎、痛风石形成、痛风性慢性关节炎等。

痛风是如何发生的

　　痛风主要与单钠尿酸盐晶体沉积有关。尿酸是嘌呤在人体代谢的产物。尿酸生成过多或排泄减少，就可能引起高尿酸血症。在生活中，进食大量高嘌呤食物、饮酒等，容易诱发痛风。其他常见的高风险因素包括肥胖、高血压、高血糖及服用某些药物，如利尿剂、环孢素、他克莫司等。

高嘌呤食物有哪些

每100克食物中含嘌呤150 ～ 1 000毫克的，为高嘌呤食物，常见的有黄豆、扁豆、紫菜、香菇、动物内脏、肉脯、肉汤、肉馅、海鱼、贝壳类、虾类等。痛风患者尽量不要吃高嘌呤食物。

每100克食物中含嘌呤25 ～ 150毫克的，是中嘌呤食物，如豆腐、豆奶、禽畜肉、草鱼、鲤鱼、菠菜、笋等，这类食物可适量吃。

每100克食物中含嘌呤小于25毫克的，是低嘌呤食物，如米、面、牛奶、奶酪、蛋类和大部分水果等，这类食物可以放心吃。

痛风发作时怎么处理

首先要好好休息，穿宽松的鞋，勿剧烈运动，多饮水，每日饮水量维持在2 000毫升以上，可以喝白开水、苏打水、茶和不加糖的咖啡，避免喝含糖饮料、果汁和浓汤。

其次要控制饮食，限酒，减少高嘌呤食物的摄入。

第三要保持健康体重，规律饮食和运动，戒烟，尽量停用导致尿酸升高的药物。

采用饮食限制等措施无法改善症状时，需要在医生指导下服用降尿酸药物，如别嘌醇、非布司他、苯溴马隆、碳酸氢钠等。

陈　雅

偏头痛为什么会痛得要人命

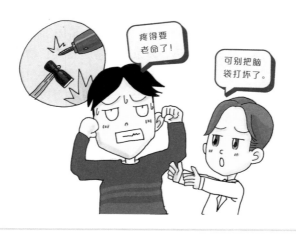

像恶魔的心跳在头一侧作响，让人对光线、声音，以至一切日常活动都无比抗拒，恶心、呕吐、注意力无法集中……这种难以预测、难以言说、难以治愈的痛苦，便是偏头痛。

全世界有10亿人受偏头痛的影响。偏头痛每次发作可持续4～72小时，可伴随终身，是一种常见的慢性疾病。

令人痛不欲生的偏头痛，是什么导致的

偏头痛的病因尚不明确，目前普遍认为与下列因素有关。

遗传因素：约60%的偏头痛患者有家族史。若一级亲属中有人患偏头痛，后代的患病风险为普通人的1.9～3.8倍。

内分泌因素：女性患者较男性多，月经期前容易发作，妊娠或绝经后发作次数减少或停止。

饮食、药物及精神因素：偏头痛可由进食奶酪、热狗、熏肉、巧克力、食品添加剂、葡萄酒等诱发。禁食、紧张、强光刺激和服用药物（避孕药、血管扩张药如硝酸甘油）等也可诱发。

出现哪些症状，可能是偏头痛

偏头痛主要分为三类：无先兆偏头痛、有先兆偏头痛和慢性偏头痛。

反复出现中至重度头痛，尤其是单侧、搏动性疼痛，伴畏光、畏声、恶心、呕吐等症状时，可能为无先兆偏头痛。

在偏头痛发作前，多次出现短暂的视觉或单侧感觉障碍，或情绪改变、厌食、恶心等症状，可能为有先兆偏头痛。先兆症状可持续数分钟至1小时。

若一个月内头痛超过15天，则为慢性偏头痛。

患偏头痛，会导致什么后果

偏头痛患者的失业率高，治疗费用也是不小的负担。偏头痛常伴随颈、腰等其他部位的慢性疼痛，绝大多数患者会产生无助、抑郁等消极观念，易发生心肌梗死或卒中，为家庭和社会带来沉重负担。

偏头痛发作该如何缓解

除用药外，患者可通过改善生活方式，戒烟戒酒，减少咖啡因摄入，按时吃饭，保证睡眠等措施缓解症状。此外，还可尝试物理治疗、针灸、冥想、记疼痛日记等方法。

唐毓昊　汪奥丽

带状疱疹为何反反复复

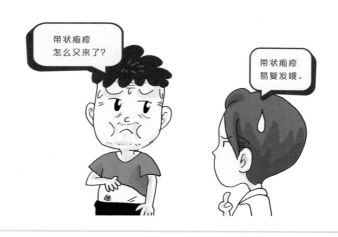

带状疱疹是由初次感染后潜伏在神经节内的水痘-带状疱疹病毒（VZV）再激活引发的一种常见的感染性疾病，主要有两大表现：单侧簇集性水疱和明显的神经痛（或皮肤异感）。带状疱疹主要影响老年人，带状疱疹后神经痛（PHN）是严重的并发症，疾病负担重，对患者生活质量的影响大。

通常，第一次感染水痘-带状疱疹病毒后，临床表现为水痘。痊愈后，该病毒会长期潜藏神经节内，当免疫力降低或合并系统疾病时，病毒可被再次激活，导致带状疱疹。

带状疱疹如何治疗

急性期带状疱疹需要积极进行抗病毒和镇痛治疗，同时还可联合神经阻滞或物理治疗。超过 1 个月仍有疼痛或皮肤感觉异常（如瘙痒）等，即为带状疱疹后神经痛，患者可去疼痛科进行神经阻滞或射频消融治疗。此外，保证充足睡眠，避免劳累，均衡饮食也非常重要。

带状疱疹会传染吗

带状疱疹病毒可经飞沫和接触传播。急性期患者应与家中的婴幼儿适当隔离，以免儿童患水痘。当抗病毒疗程结束、皮疹结痂后，则无传染性。

带状疱疹什么时候能好

带状疱疹痊愈的标准是皮肤结痂及皮肤没有异常感觉（如疼痛或瘙痒等）。年龄、皮损严重程度、疼痛程度、基础疾病、治疗依从性和患者的心理状态等，都会影响带状疱疹愈合。年纪轻、基础疾病少、治疗依从性高，愈合较快。

带状疱疹会复发吗

有可能。罹患带状疱疹后并非终身免疫，少数免疫力低、高龄的患者有可能复发。

带状疱疹能预防吗

可以预防。接种带状疱疹疫苗是预防带状疱疹及其后遗症的重要措施。带状疱疹疫苗在我国于2020年6月正式上市。50岁及以上、免疫功能正常的人群（无论是否有水痘感染史或接种过水痘疫苗）可接种带状疱疹疫苗。

朱　亮　边文玉

做甲状腺手术，一定要"切脖子"吗

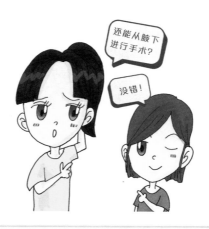

还能从腋下进行手术？

没错！

患者小王初入职场，在入职体检中被发现有甲状腺结节。本来，她还不把结节当回事，谁知做了甲状腺结节穿刺活检后，被确诊患有甲状腺乳头状癌。这个结果让她如坠冰窟，年纪轻轻，怎么就得肿瘤了呢？听人说，甲状腺手术会在脖子留下一道很长的疤，这让爱美的她更加难以接受。

常规甲状腺手术需要在患者颈部做一个长约5厘米的弧形切口，暴露甲状腺，随后切除肿瘤。术后，患者的颈部会留下一道瘢痕。对于部分爱美人士，尤其是瘢痕体质者而言，这道瘢痕会给她们造成不小的困扰和心理负担。那么，做甲状腺手术，一定要"切脖子"吗？

其实不然。随着医学技术的进步，甲状腺手术的方式已经发生了翻天覆地的变化。根据患者的病情，医生可以采用新技术——腔镜辅助下甲状腺手术，将颈部的切口移到口腔内或腋下。其优点就是颈部没有瘢痕，术中用显示器代替了肉眼直视观察，图像是放大的，视野更清晰，有利于外科医生对重要解剖结构的辨识。其中，经口腔镜是在下唇内侧作切口，建立皮下隧道，切除甲状腺肿瘤及其周围淋巴结，最后将病变组织放入标本袋内后取出。腋下腔镜则是在腋窝下作切口，通过特殊拉钩建立皮下隧道，暴露甲状腺及其周围淋巴结，将肿瘤及淋巴结切除。这项新技术真正做到了"颈部不留疤，肿瘤去无踪"。

当然，患者能否进行腔镜辅助下甲状腺手术，需要由医生仔细评估后决定。如果肿瘤局限于甲状腺内，没有侵犯周围组织，没有淋巴结转移或转移淋巴结较小，可考虑做腔镜辅助下甲状腺手术。如果术前检查发现肿瘤已严重侵犯周围组织，或已经出现广泛的颈部淋巴结转移，则不适合做腔镜手术，仍需要行开放手术。

冯嘉麟

痔又犯了，怎么办

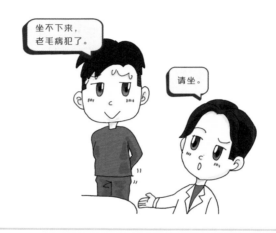

每逢周末、节假日，很多人便按捺不住激动的心情，纷纷出门聚餐、蹦迪、泡吧，享受来之不易的休闲时光。然而几天后，肛门肿痛、大便出血便找上门来——痔又犯了。

什么是痔

痔是一种血管性疾病，通俗地说，就是一团曲张的静脉，外面是变形的肠道黏膜和肛门口的皮肤和结缔组织。在久坐和重力的作用，静脉团不断向下充盈，可导致痔脱出。这个过程就像没关紧的水龙头在滴水，水滴一点点变大，在重力的作用下不断下垂。区别在于，痔是连在肠壁上的，不会滴下去。

痔有哪些类型

按发生部位，痔可分为内痔、外痔和混合痔。根据严重程度，内痔可分四期：Ⅰ期，无痛，主要以便血、分泌物多、痒为主；Ⅱ期，便血，痔随排便脱垂，但能自行收回肛门；Ⅲ期，痔脱垂于肛门口外，或每次排便脱出肛门口外，不能自行收回，必须用手回纳；Ⅳ

期，痔脱出肛门，无法回纳到肛门内。

痔犯了，怎么办

如果发现大便带血，或痔从肛门里掉了出来，患者不必惊慌失措，应尽早去医院就诊，医生会根据情况进行检查、诊断和处理。

通常，无症状的痔一般不作处理，可保守治疗，具体措施包括保持清淡饮食、多饮水（避免大便干燥）、禁食辛辣刺激性食物和酒、高锰酸钾溶液坐浴等。

有症状的痔，以缓解症状为主；反复出现肿痛、便血，内痔翻出，外痔影响局部清洁，药物治疗无效等，可考虑手术治疗。

值得一提的是，痔与生活方式息息相关，如果术后不注意改变不良饮食习惯，依然久坐、久立等，痔很可能会复发。因此，患者应合理安排饮食、保持良好的排便习惯、多运动、保持肛周清洁，最大限度避免痔加重或复发。

秦 骏

没有"三高"的"健康人"，就不会中风吗

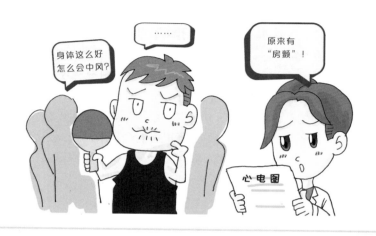

老李平时身体健康，没有"三高"，也不碰烟酒，还是小区里著名的乒乓球能手。一天早晨，他突然发现自己说话含糊不清，左手也不灵活了。家人赶紧将他送到医院，经检查，医生说老李"中风"（卒中）了，导致他中风的原因是"房颤"。

房颤，即心房纤颤，是一种常见的心律失常。我国至少有1 000万房颤患者，多见于50岁以上人群。房颤患者最主要且最严重的并发症是卒中，房颤患者发生卒中的风险比正常人高5～15倍！

房颤患者为何易发生卒中

打个比方：每个人的心脏都是一套小别墅，楼上两个房间（心房），楼下两个房间（心室），天花板上有一个总开关；开关一打开，信号先传到楼上两个房间，再传到楼下两个房间。这是心脏正常跳动的模式。

房颤的发生，其实是"总开关发生了故障"，楼上两个房间里的各种开关都抢着要发信号。结果，心房就开始非常不规律地跳动，心

房里的血也无法顺利地流入心室，只能淤积在心房里。左心房里还有结构叫"左心耳"，发生房颤的时候，生成的血块常淤滞在这里。房颤患者90%的血栓都来自左心耳。

这些小血块会到哪里去呢？它们会随着血流到达脑部，如果堵塞了脑血管，就会导致中风（卒中）。

当然，房颤患者也不要太担心，及时前往医院就诊，通过药物、手术等治疗，可以解决这一"伤心又伤脑"的问题。

孔令璁

糖尿病视网膜病变是什么

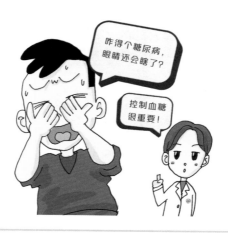

随着经济条件的改善，人们的寿命显著延长。我国糖尿病患者数量众多，患糖尿病视网膜病变的比例高达24.7% ～ 37.5%。由于视网膜病变早期无明显症状，易被忽视；一旦出现症状，往往已错过最佳治疗时机，患者必须引起重视。

什么是糖尿病视网膜病变

糖尿病视网膜病变，简称糖网病，是一种由糖尿病导致的慢性、进行性、潜在危害视力的视网膜微血管病变。

导致糖网病的危险因素有哪些

影响糖网病发生、发展的主要因素为糖尿病病程和血糖控制水平。患糖尿病时间越长、血糖控制越差，发生这种眼部并发症的可能性越大。通常，患糖尿病10年者，患糖网病的概率为50%；患糖尿病20年者，发生糖网病的概率近100%。此外，高血压、高胆固醇血症和妊娠也是导致该病的危险因素。

糖网病有哪些症状，如何治疗

在糖网病早期，引起视力下降的主要原因是黄斑水肿。此时，可通过特殊的眼底检查——OCT检查加以判断；如果黄斑发生了水肿，可进行眼底玻璃体腔抗新生血管药物注射治疗。

随着病情发展，糖网病进展到增殖期，患者可能出现视物模糊、眼前有漂浮物或闪光感，以及突发无痛性视力下降。此时，眼内玻璃体出血或牵引性视网膜脱离是导致患者视力下降的主要原因，往往需要进行手术治疗。

如何预防糖网病

确诊为糖尿病后，患者应在医生指导下严格控制血糖、血压和血脂，定期检查眼底。一旦出现眼底增生性病变，应及时进行激光光凝术，防止进一步发生新生血管相关并发症，保存残留视力。

王若冰

从幽门螺杆菌感染到胃癌，需要几步

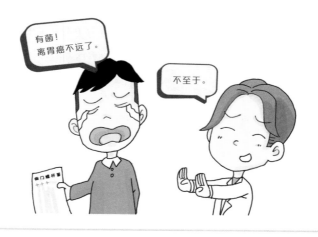

什么是幽门螺杆菌

幽门螺杆菌是一种细菌，"住"在胃幽门部（胃与十二指肠相连的部位）。幽门螺杆菌在5300年前就存在，与人类共存了很久，直到20世纪90年代前后才被科学家发现。

从幽门螺杆菌感染到胃癌，共有几步

幽门螺杆菌目前已被世界卫生组织列为1类致癌因子，明确可以增加胃癌的发生风险。幽门螺杆菌感染引发胃癌，是一个量变到质变的过程，也就是说，并非感染了幽门螺杆菌，就马上会患胃癌，有些患者是在感染数十年后才发病。

幽门螺杆菌感染后，首先会引起胃部炎症；炎症进一步发展，会进展为胃糜烂、胃溃疡；若幽门螺杆菌持续感染，最终可进展为胃癌。当然，有一小部分人可不经过胃溃疡阶段而直接发展成胃癌。目前推荐，一旦确诊存在幽门螺杆菌感染，均提倡尽早进行杀菌治疗。

清除幽门螺杆菌，有没有偏方

查出幽门螺杆菌感染后，患者不用过于担心，可去医院消化科门诊进行规范治疗，14天即可达到90%以上的治愈率。很多人认为，幽门螺杆菌感染治疗后容易再感染，不如干脆不治疗，这是错误的。我国的数据表明，幽门螺杆菌根除后的再感染率每年小于1%，也就是说，治疗基本可以"一劳永逸"。

目前，市面上有很多借"杀幽门螺杆菌"名义而"发明"的"智商税"产品，如杀菌牙膏、杀菌蜂蜜等；还有很多民间偏方，如多吃大蒜、生姜可以杀灭幽门螺杆菌等。其实，这些办法都不能根除幽门螺杆菌。

丁　慧

肩痛得厉害，一定要手术吗

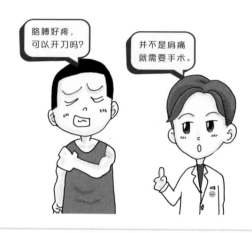

肩痛很普遍，至少一半人体验过肩痛。困扰广大患者的问题是：要不要手术？是否可做微创手术？是否可以保守治疗？

其实，判断肩痛是否需要手术，关键在于导致肩痛的原因是否为器质性损害，这一损害是否可以通过保守治疗修复，而不只在于疼痛的轻重。

人们对肩痛有两类误区：一类是肩痛很厉害，病急乱投医，匆忙选择微创手术；另一类是肩痛不严重，隐隐作痛或不动不痛，但活动到某个角度很痛，以为休息休息会好，从而拖延治疗，平添痛苦。

肩痛常见原因一：急性钙化性肌腱炎

疼痛剧烈，有的患者会形容"肩膀痛得人都快不行了"。这种病虽看似"病入膏肓"，但其实一般不需要手术治疗，因为结构损害不严重，多数可自行修复。治疗首选关节局部糖皮质激素和局麻药注射，或B超引导下穿刺注射，配合口服非甾体抗炎药，多数患者可在一个月左右痊愈。

肩痛常见原因二：陈旧性肩袖撕裂

　　张老先生75岁，20多年来肩部隐隐作痛，时好时坏，举手到某个角度会突然出现疼痛。近两年症状加重，举手困难。经检查，医生诊断张老先生患的是陈旧性肩袖撕裂。由于未及时治疗，肩袖裂口越来越大，逐步演变为不可修复肩袖损伤，肩袖完全断裂、萎缩，出现肩关节假性麻痹、关节软骨磨损。综合考虑其年龄、肩袖损伤程度、软骨破坏程度，医生为他进行了反式肩关节置换术。本来只要进行微创肩关节镜手术就能解决的问题，最后拖到必须进行关节置换才能解决，其教训值得深思。

　　总之，肩痛是否需要手术，不能简单地与疼痛程度"挂钩"，患者应及时就医检查，遵医嘱进行治疗。

杨春喜

放疗的小知识，您了解吗

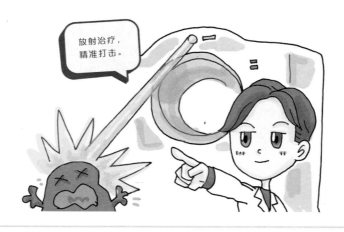

　　放疗在肿瘤治疗中有着重要作用。很多肿瘤患者到放疗科就诊时，内心充满疑惑：什么是放疗？为什么要做放疗？放疗有什么损伤？这么多放疗技术应该如何选择？今天，我们就来解答关于"放疗"的疑惑。

　　什么是放疗

　　放射治疗，简称放疗，是利用高能射线对肿瘤区域进行致死剂量照射，最终实现杀灭肿瘤细胞、抑制肿瘤增殖的目的，同时保护正常组织尽量少受射线的杀伤。

　　恶性肿瘤的三大治疗手段是手术、放疗和化疗。根据世界卫生组织公布的数据，55%的恶性肿瘤可以治愈，其中外科手术起的作用占27%，放疗占22%，化疗占6%。总体而言，70%的恶性肿瘤患者在病程的不同阶段需要接受放疗。

　　什么情况下需要放疗

　　放疗在不同类型、不同分期的恶性肿瘤治疗中发挥重要作用。早期及局部晚期肿瘤可通过放疗达到根治目的；初始不可手术的肿瘤，通过放疗可实现肿瘤退缩，从而达到能进行根治手术或保留器官功能的目的；术后放疗可消灭手术野内和区域淋巴结的残存肿瘤细胞或肉眼不可见病灶，降低局部复发率；放疗还能控制局部晚期或转移性肿瘤导致的疼痛、出血等症状。总之，不同的恶性肿瘤，需要由放疗科医生进行病情评估，决定放疗指征。

放疗有什么损伤

放疗是一种无创治疗手段，会尽量避免对正常组织的照射，保护正常器官功能。不过，正常组织和器官多多少少会受到一定剂量的照射，无法完全避免放疗副作用。当然，肿瘤细胞的生长、分裂速度明显超过正常细胞，更容易受到辐射损伤，且修复率低甚至不能修复；正常细胞对射线相对不敏感，一般不易发生辐射损伤，即使发生损伤也较容易修复。总之，放疗科医生会严格评估周围组织和器官的照射剂量和损伤风险，并采用先进的精准放疗技术，实现疗效最大化、毒性最小化。

TOMO 放疗有什么优势

放疗的核心是精准。TOMO，全称为螺旋断层放射治疗机，能实现全覆盖式的肿瘤放射治疗，通过更高质量的图像引导，精准定位肿瘤，实现个体化位置校准，兼具高均匀度和高适形度，帮助实现个体化、精准化治疗计划的设计和照射实施，取得更好的肿瘤控制率和更低的正常组织不良反应率，为肿瘤患者提供了精度更高、毒性更小的放疗模式选择。

白永瑞　王晓航

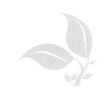

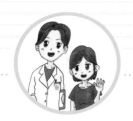

第四章

两性健康

更年期来了怎么办

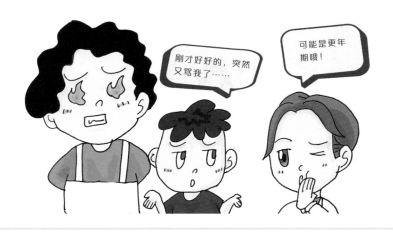

49岁的张女士愁容满面地来到妇科门诊。最近一年，她总觉得自己状态不对，"大姨妈"造访时间非常混乱，一会儿提前，一会儿又推迟，还经常潮热、出汗，容易疲劳，脾气也变差了，一点小事就会激动、生气，有时还莫名其妙地想哭，晚上翻来覆去睡不着，性生活方面也提不起兴趣……她觉得现在的状态对生活影响特别大，来向医生求助。我们告诉她，这叫"绝经综合征"，是更年期的常见表现。

什么是绝经综合征

绝经综合征是指妇女绝经前后由于性激素波动或减少而导致的一系列躯体及精神心理症状。常见表现有潮热、出汗、失眠、情绪障碍、乏力、胸闷、心慌、头痛、头晕、性欲下降、性交痛、关节肌肉痛等。

绝经综合征怎么治疗

首先要改善生活习惯，保持规律作息，调整饮食结构，多吃蔬果、奶类、全谷物、大豆，适量吃鱼、禽、蛋、瘦肉，控糖（每天不超过50克，最好少于25克）、少油（每天25 ～ 30克）、少盐（每天≤ 5克）、限酒（每日乙醇摄入量≤ 15克）、戒烟、足量饮水（每天1 500 ～ 1 700毫升）。每周进行有氧运动3 ～ 5次，每周累计150分钟，另加2 ～ 3次抗阻运动，以增加肌肉量和肌力。

其次，如果有明显不适症状，经医生评估后没有禁忌证，可考虑绝经激素治疗，这是治疗绝经综合征最有效的方法。若不适合进行绝经激素治疗，也可服用一些中成药或植物药改善症状。

什么是绝经激素治疗

绝经激素治疗使用的是雌孕激素制剂，可口服或外用，有各种不同的剂型和配方。医生会根据患者的具体情况开具合适的药物，以改善绝经综合征，帮助维持骨量。目前认为，在绝经10年内或60岁之前启动绝经激素治疗比较安全且获益最大。

绝经激素治疗会导致肥胖吗

绝经激素治疗使用的是雌孕激素，非糖皮质激素，不会导致肥胖，反而可通过补充雌激素降低腹型肥胖的发生率。

包州州

感染了 HPV，还能接种 HPV 疫苗吗

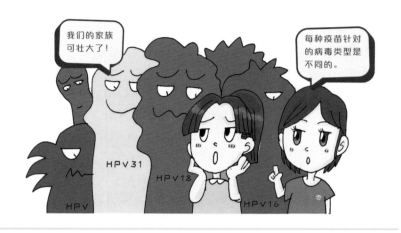

门诊常有女性询问："医生，我已感染 HPV（人乳头瘤病毒），还能接种 HPV 疫苗吗？"今天，我们就聊聊这个话题。

HPV 疫苗是什么

HPV 疫苗的主要成分是蛋白质，属于病毒所特有的蛋白质，也就是俗称的"抗原"。这些"抗原"会刺激人体免疫系统产生"抗体"。当 HPV 通过黏膜上皮进入人体后，会被抗体识别并杀灭，阻断 HPV 的感染。由于 HPV 疫苗的主要成分是蛋白质，不包含病毒的遗传信息（核酸），故接种 HPV 疫苗是安全的，不会使接种者感染 HPV。

目前能接种的 HPV 疫苗主要有三种：二价疫苗（高危 HPV16/18型）、四价疫苗（高危 16/18 型，低危 HPV6/11 型）和九价疫苗（高危HPV16/18/31/33/45/52/58 型，低危 HPV6/11 型），针对相应的 HPV 病毒起免疫作用。

HPV 感染者是否需要接种 HPV 疫苗

如果患者已确诊感染高危型 HPV16/52，接种九价疫苗后，仍可

预防其余5种高危型HPV（18/31/33/45/58）感染；如果接种二价或四价疫苗，也可预防高危HPV18感染。从这个角度讲，HPV感染者接种HPV疫苗仍可获益。

需要说明的是，现有的HPV疫苗是预防性疫苗，而非治疗性疫苗。也就是说，无法通过接种疫苗治疗已有的HPV感染。

治疗后转阴的患者可否接种HPV疫苗

有研究表明，宫颈LEEP切除术后接种四价HPV疫苗可显著降低宫颈癌前病变复发的风险，故推荐既往宫颈高级别上皮内瘤变（HSIL）、接受过消融或切除治疗的适龄女性接种HPV疫苗。既往感染HPV、通过药物治疗转阴者，接种疫苗可预防该型别HPV感染所致的癌前病变。

但是大家要牢记：接种HPV疫苗并非一劳永逸，女性仍需要定期进行宫颈细胞学及HPV检测。

狄 文

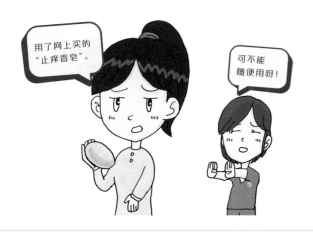

外阴瘙痒难启齿，网购药膏涂一涂可以吗

陈阿姨56岁，半月前来到诊室，说自己患外阴瘙痒5年了。因丈夫去世多年，自己却患了这种"妇科病"，怕招人闲话，她便去药店购买一些中药洗剂、激素药膏等，洗一洗、涂一涂，再自己"屏一屏"，也就不觉得痒了。一个月前，她感觉外阴肿胀、又痒又痛，无意间碰到外阴肿胀处还有点出血，有点担心，只好硬着头皮来医院就诊。医生检查后发现，陈阿姨两侧大阴唇有大片白斑，活检病理提示为"外阴浸润性鳞状细胞癌"，必须进行手术治疗。

外阴瘙痒的原因有哪些

（1）阴道炎症刺激：这是外阴瘙痒最常见的原因。

（2）不良卫生习惯：如用肥皂清洗外阴或阴道、喜欢穿透气性差的紧身化纤内裤、未及时更换卫生棉等。

（3）外阴寄生虫病：如阴虱、蛲虫、疥、螨感染等。

（4）其他疾病：如外阴硬化性苔藓、外阴湿疹、外阴癣、外阴神经性皮炎、外阴尖锐湿疣或外阴癌。

（5）全身性疾病：如接触性皮炎、银屑病、糖尿病、维生素缺乏等。

此外，季节变化、环境干燥、过敏等也会引起外阴局部皮肤瘙痒。

外阴瘙痒会癌变吗

导致外阴瘙痒的原因很多。非病理性的外阴瘙痒，可通过调整生活习惯等得以改善。病理性的外阴瘙痒需要及时就医诊治，以免错过**最佳治疗时机。**

外阴癌较少见，仅占女性生殖系统恶性肿瘤的2%～5%。近年来，外阴癌的发病率有所上升。多数患者有外阴瘙痒或疼痛，外阴肿块、溃疡等症状。如果发现外阴局部有可疑结节或肿块，伴瘙痒、疼痛等不适，患者切莫疏忽大意，应及时就医检查。

总之，外阴瘙痒不可怕，但要及早治疗，患者切不可因为害羞而随意购买药膏涂抹，以免使"小病"变"大病"。

洪祖蓓

小便不好，居然和妇科有关系

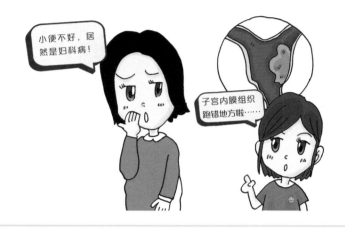

"医生，我的尿常规检查经常有问题，却怎么都查不出原因……"

我们经常会遇到这类患者，尿常规异常却一直无法明确病因，在妇科就诊后才发现，原来是"不安分的子宫内膜"长在了子宫外——输尿管子宫内膜异位症。接下来，就让我们揭开其神秘面纱。

什么是输尿管子宫内膜异位症

通俗地讲，子宫内膜异位症就是子宫内膜组织"跑"到了子宫外。输尿管子宫内膜异位症就是子宫内膜组织长在了输尿管上，主要症状为严重痛经、性交痛或非经期盆腔痛等。

为什么输尿管子宫内膜异位症会引起小便问题

子宫内膜如果长在输尿管管壁上，可导致周围纤维组织增生、粘连，进而压迫输尿管，引起输尿管管腔狭窄、梗阻，造成肾积水、肾功能损害；子宫内膜若长在输尿管管腔内，可形成息肉样或瘤样肿物，可能导致患者反复发生尿路感染、血尿等问题。

输尿管子宫内膜异位症如何诊治

通常，医生会根据患者主诉、相关检查报告等进行初步判断；确诊需要取活检进行病理检查。

治疗以微创手术为主，目的是切除病灶，改善肾功能。患者术后可服用药物抑制雌激素的分泌，使残留的异位子宫内膜处于休眠状态。

输尿管子宫内膜异位症的发病率较低，不容易被发现，多数患者来妇科就诊时，肾功能往往已受到不可逆的损伤。因此，女性朋友若有严重痛经、小便异常等情况时，一定要警惕"不安分的子宫内膜"。

刘　益

怀孕了，发现血压高怎么办

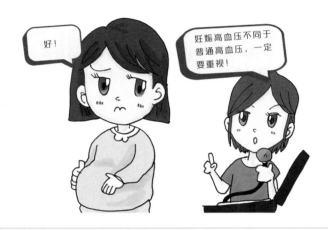

妊娠期高血压疾病是指妊娠期高血压、子痫前期、子痫、慢性高血压并发子痫前期和妊娠合并慢性高血压，前三者为妊娠期特有的疾病。妊娠期高血压疾病严重影响母婴健康，是导致孕妇和胎儿死亡的主要原因之一。

对母亲的不良影响

妊娠期高血压疾病的主要特征是全身毛细血管痉挛。多数患者表现为血压轻度升高，出现蛋白尿。蛋白尿的多少一般反映了病情的严重程度，如果病情继续加重，可导致肾功能不全，甚至引发尿毒症。部分孕妇可出现恶心、呕吐、上腹部不适、黄疸等消化道症状，伴肝酶升高、凝血功能异常，严重者可能出现肝功能衰竭、肝性脑病、肝肾综合征等严重并发症。还有些患者可有慢性咳嗽、咯痰、呼吸困难、夜间不能平卧等心衰的表现。患者若同时发生溶血、肝酶升高、血小板减少，可诊断为HELLP综合征，提示病情危急，死亡率极高。

对胎儿的不良影响

患有妊娠期高血压疾病的孕妇，胎盘血管痉挛、血流受阻，可导致胎儿血供下降，胎儿生长受限；胎盘功能不良，易使胎儿发生宫内窘迫，严重时可危及胎儿生命。

患者血压若得不到良好控制或波动较大，胎盘血管容易发生破裂，形成胎盘与子宫间隙血肿，严重者可发生胎盘早剥，导致胎儿宫内死亡，诱发孕妇发生弥散性血管内凝血甚至死亡。

对药物控制效果不佳的患者，或出现胎儿宫内窘迫征象时，产科医生不得不选择终止妊娠。这在一定程度上增加了早产率，早产儿相关并发症也较为常见。

罹患妊娠期高血压疾病，该怎么办

由于妊娠期高血压疾病对母婴均可产生不利影响，故患者应加强产前检查，积极治疗。孕妇自测血压是非常重要的监测手段，可协助医务人员尽早发现疾病加重征象，并采取相应的治疗措施。一旦明确诊断，患者应积极配合治疗，保证母胎安全。

冯蜀欢

不想生孩子，多囊卵巢综合征就可以不治疗吗

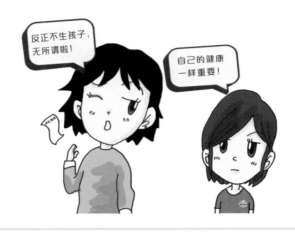

多囊卵巢综合征（PCOS）是如今妇科内分泌门诊"最热门"的疾病之一，几乎每10～15名年轻女性中，就有一名PCOS患者。虽说该病很常见，但大家对其依然存在诸多认识误区，比如：我反正不准备生孩子，还治它干啥？不来月经岂不是更好？还省了"姨妈巾"的钱！

抱有这些想法的女性，还真不少。所以，很有必要提醒大家：治疗多囊卵巢综合征，可不仅仅是为了生孩子！

很多人对PCOS的认识，还停留在月经不调和生育问题上。殊不知，80%的PCOS患者存在不同程度、不同表现的高雄激素血症或皮肤改变。高雄激素血症可引发代谢、肥胖问题，甚至肿瘤等一系列不良后果。调查发现，半数PCOS患者存在超重或肥胖。如果体重控制不佳，糖尿病、高血压、心血管疾病的发生风险将增加3～8倍，子宫内膜癌和卵巢癌的发生风险将增加2～4倍，约一半患者可能出现不同程度的焦虑或抑郁情绪……了解这些后，难道您还觉得，只要不

想生育，就可以不用治疗和管理它吗？

在门诊，我常常听到这样的"抱怨"：医生，我已经治了一年多了，到现在也没根治，还是算了吧！其实，不少患者之所以未能配合医生进行长期规范治疗与管理，是因为对该病存在误解。PCOS 和高血压、糖尿病等慢性病一样，目前并没有根治方法，但患者只要配合医生治疗，是完全可控的。我们的态度应该是：战略上藐视它，战术上重视它。

很多患者会问：这病究竟要看到什么时候，是 40 岁还是 50 岁？答案是：适时干预，终身管理。总之，不要抱怨为什么停药后月经总是不准，或质疑医生为什么总是叮嘱定期服药、复查、抽血化验和坚持锻炼，因为疾病的特点就是如此，患者要理解。

总之，为了一生的健康，PCOS 不容小觑！

顾卓伟

"特殊时期"为什么会"作"

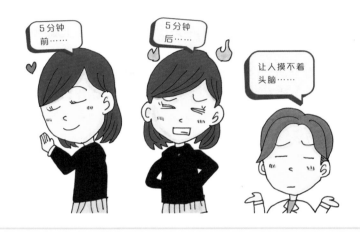

时常听到身边有男性朋友吐槽自己的"另一半":"不知道为啥,每个月总有几天,她特别'作'!"前一分钟还"你侬我侬",后一分钟说变脸就变脸,为了一点小事就发脾气;有时候还会没来由地情绪低落甚至哭泣,搞得这些大老爷们手足无措。

如果以上情况常常发生在她月经前,那"罪魁祸首"很可能是"经前期综合征(PMS)",即月经前一周左右开始反复出现一系列生理、精神方面的不适症状,月经来潮后症状迅速消失。PMS多于25 ~ 45岁发病,约80%的女性有不同程度的PMS症状,主要包括生理上的改变,如乳房胀痛、疲乏嗜睡、食欲旺盛、水肿、长痘、便秘或腹泻,也包括情绪方面的波动,如悲观、焦虑、易怒、烦躁等,给众多女性带来莫大的困扰。其中,5%的患者症状严重,称为"经前焦虑障碍"。可见,这真的是病,而不是"作"!

众所周知,在女性月经周期中,雌孕激素并非一成不变,而是呈周期性波动。PMS的"罪魁祸首"就是激素波动。激素波动、紧张焦虑，会导致体内醛固酮分泌增多，引起水肿；雌孕激素、泌乳素分泌增多，会引起乳房胀痛；前列腺素释放增加，会造成盆腔坠痛。

PMS该如何治疗？首先，心理因素在PMS中起一定作用，故女性朋友应尽量调整心态。很多经前期症状是可以接受的，过度焦虑反而会放大那些本不明显的症状。

其次，要保持健康的生活方式，进行适量有氧运动，规律作息，戒烟，少喝咖啡，饮食少糖、少盐等。

如果症状明显，影响生活、工作或社交，则应在医生指导下进行药物治疗。比如：服用短效避孕药可以抑制排卵，避免激素波动；重度PMS可考虑使用抗抑郁、抗焦虑药物；利尿剂，如螺内酯等，可起到减轻水肿的作用。

顾卓伟

孕期"撞上"甲减，该怎么办

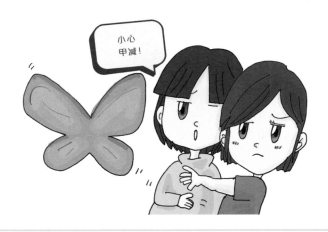

　　随着甲状腺功能检查在备孕女性中的普及，甲减（甲状腺功能减退症）被很多准妈妈们知晓。听闻"甲减"可能对宝宝产生影响，一些准妈妈们谈"甲减"色变。甲减到底是什么病？真有那么可怕吗？

　　① 甲状腺位于颈部前方偏下，合成甲状腺激素是它的主要任务。当甲状腺激素减少或者工作效率下降，就会发生甲减。② 甲减的常见症状包括乏力、怕冷、嗜睡、少言懒动、食欲减退等。③ 因为甲减早期或轻症者没有特异性表现，所以怀孕时发生"甲减"可能被误认为妊娠带来的不适。

　　哪些准妈妈可能患孕期"甲减"

不育或有反复自然流产史	甲状腺疾病家族史 自身免疫性疾病家族史
患有其他自身免疫性疾病	甲状腺手术史　甲状腺肿大

孕前已服用甲状腺激素
甲状腺相关抗体阳性
主要是甲状腺过氧化物酶抗体

为什么要警惕孕期"甲减"

孕6个月前，胎儿神经系统发育所需的甲状腺激素均由妈妈提供。孕期甲减可对胎儿及新生儿产生不良影响，如造成胎儿宫内发育迟缓、早产儿、低出生体重儿、新生儿甲状腺功能异常等，严重者可造成孩子身体和智力发育异常。此外，孕期甲减也会增加准妈妈发生流产和妊娠期高血压的风险。

怎么知道是否患有甲减

血清TSH（促甲状腺激素）超过妊娠期特异性参考值范围上限或4.0 mIU/L（毫国际单位/升），可诊断为妊娠期甲减。测定甲状腺相关抗体，可判断是否存在自身免疫性甲状腺炎。

发生甲减怎么办

孕前就存在甲减者，需将甲状腺激素水平调整到正常才可怀孕。孕期甲减者，应在医生指导下补充甲状腺激素，即左旋甲状腺激素。随着胎儿生长发育，需要监测甲状腺功能，并据此调整甲状腺激素剂量。大部分孕前未服药的孕期甲减患者，产后可停药，并在产后6周随访甲状腺功能。有充分的研究数据表明，孕期服用左旋甲状腺激素不会对胎儿产生影响。

刘　宇

"撸铁"也能治"多囊"吗

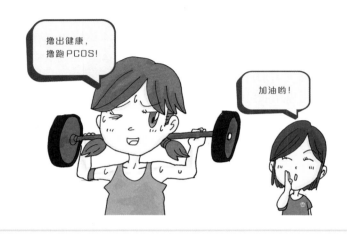

保持健康的生活方式是治疗多囊卵巢综合征（PCOS）的一线方案，但怎样才算是健康的生活方式呢？简单的一句"少吃多动"并不具有指导意义，患者往往不得其法，更有患者因为节食或运动过度而导致症状加重。今天，我们聊聊一种具体的运动方式——抗阻运动，俗称"撸铁"。

什么是抗阻运动

大多数患者熟悉的运动方式是快走、跑步、跳操等，这些是有氧运动。抗阻运动是指骨骼肌在克服外来阻力时进行的主动运动，阻力来源可以是自身重量或器械。

为什么抗阻运动能改善PCOS症状

胰岛素抵抗是PCOS的重要特征，改善胰岛素抵抗是治疗PCOS的重要目标。骨骼肌量减少会对全身胰岛素敏感性产生深远影响，而抗阻运动是目前增加骨骼肌最有效的干预手段。PCOS患者通过抗阻运动增加肌肉量，可能获得比服用二甲双胍更确切的疗效。

PCOS患者如何进行抗阻运动

肥胖型PCOS患者的运动方式，应以有氧运动为主，强化减脂，同时配合适量抗阻运动，有助于维持减重效果。非肥胖PCOS患者的运动，需要侧重于抗阻运动，过量有氧运动反而不利于增肌。

抗阻运动需要遵循"超量恢复原则"（同一肌群两次训练之间需要至少休息一天）和"渐进性超量负荷原则"（渐进性地缓慢增加运动阻力）。

如何选择最合适的运动方案？患者可去医院进行身体成分分析，再听取专业医生的建议。

会动，还要会吃

所谓"三分练七分吃"，增肌训练过程中需要相应的饮食配合。优质蛋白质的摄入，需要兼顾"量"和"质"。比如：年轻的PCOS患者在进行抗阻训练过程中，膳食蛋白质的每日摄入量应至少达到0.8克/千克体重，并选择含有较多支链氨基酸的动物蛋白质，必要时可辅以蛋白质补剂。

陆　楠

长期吃短效避孕药会变胖吗

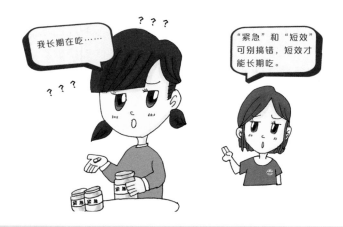

如今，越来越多的女性在医生指导下通过长期服用短效避孕药来调理月经、缓解痛经、改善痤疮等。说到其副作用，很多人还是会"谈药色变"。因为大家总觉得短效避孕药是"激素"，担心长期服用后，人会变胖。

短效避孕药是什么

短效避孕药是低剂量的雌激素和孕激素的复方制剂。"短效"意味着药物在体内代谢快，一般 1 ～ 2 天就能代谢一半，不会产生蓄积，风险小。市面上常见的短效避孕药，都在孕激素的结构上进行了改造，安全性更好，副作用较少，适合长期服用。

不少人将短效避孕药与紧急避孕药混为一谈。其实，它们的成分和用法差异很大。紧急避孕药含有大量孕激素，副作用较大，不宜长期服用，大家可以把它理解为"后备急救包"，只有在紧急情况下才能用。

长期吃短效避孕药会变胖吗

人们通常说的"激素"，指的是糖皮质激素。避孕药非糖皮质激素，而是性激素。"满月脸""水牛背"等症状都是糖皮质激素的副作用，而不是由性激素引起。

服用短效避孕药让人发胖的主要原因是它会增进食欲，且会引起轻微的脂质代谢变化，还会导致水钠潴留。当然，并非所有女性服药后都会出现上述况。新型的短效避孕药（如第四代）含有经过改良的屈螺酮孕激素，具有抗盐皮质激素和抗雄性激素活性，可减轻水肿症状。总之，只要管住嘴、迈开腿，就不会变胖。

大量研究表明，科学服用复方短效口服避孕药的健康获益远远大于可能存在的风险。还有研究表明，长期服用短效避孕药可降低卵巢癌和子宫内膜癌的发生风险。所以，女性朋友要与时俱进，不要对短效避孕药有过多误解。

第三、四代常用短效避孕药及成分

短效避孕药	商品名	炔雌醇（微克）	孕激素及含量（微克）
第三代	妈富隆	30	去氧孕烯/150
	敏定偶	30	孕二烯酮/75
	达英35	35	炔雌醇环丙孕酮/2 000
第四代	优思明	30	屈螺酮/3 000
	优思悦	20	屈螺酮/3 000

曹敏佳

"试管"助孕靠谱吗

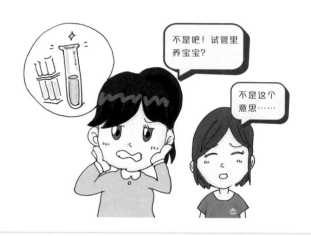

输卵管疏通了，为何仍未怀孕

输卵管在怀孕过程中起着非常重要的作用，精子和卵子在输卵管相遇形成受精卵，受精卵在输卵管的帮助下被运送到子宫。输卵管管腔通畅、功能正常，才能成功受孕。

一些女性虽然接受了疏通输卵管的治疗，管腔通畅了，但因输卵管功能受损，故迟迟未怀孕。这时，往往需要一种能替代输卵管的工具来达到成功受孕的目的，这就是试管婴儿技术。

"试管婴儿"安全可靠吗

试管婴儿，就是把妈妈的卵子和爸爸的精子提取到体外，在实验室配成胚胎，再将胚胎移植回妈妈的子宫里。试管婴儿技术是一项很成熟的技术：早在1978年，世界上首例试管婴儿就已经出生了；到2018年，世界上已经有超过800万个"试管宝宝"了。数据显示，试管婴儿与自然生育分娩的宝宝没有区别。世界上第一例试管婴儿，目前已通过自然方式生育了下一代。

促排卵会不会导致卵巢早衰

很多女性认为，做试管婴儿要一次性取多个卵子，相当于向卵巢提前预支卵子，会导致卵巢早衰。这是一种错误认识。自然状态下，女性每个月只有一颗卵子成熟，但这其实是10多个卵泡竞争后的结果，这些参与竞争的卵泡最终会萎缩、消失。促排卵其实是使原来作为陪衬的卵泡，在药物作用下发育成熟，做到物尽其用，不会造成卵巢早衰。

促排卵周期要多久，操作是否复杂

做试管婴儿不需要住院，药物促排卵的时间平均为10天左右。药物大多是皮下注射，就像糖尿病患者自己注射胰岛素一样，可在护士指导后，在家中自行注射。其间2～3天返院一次，进行B超检查和抽血化验，看一下卵泡发育情况。2周左右可以完成促排卵及取卵手术，顺利的话，取卵术后3～5天，即可将胚胎移植入子宫内。

徐　冰

"小蝌蚪"如何成就"父"业

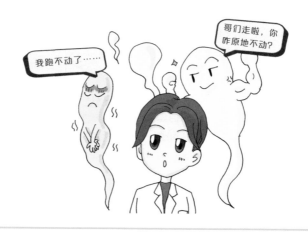

世界卫生组织公布的统计数据显示，全球不孕不育发生率为15%左右，其中40%～50%是男方因素导致。工业化进程加速、工作节奏加快、环境污染等因素严重影响男性生殖健康，导致性功能障碍及精子异常等。临床上，男性不育主要表现为精子浓度降低、活力减退、畸形率升高，以及无精子症等。

男性生育前，应做哪些准备

首先，必须要有高质量的精子。男性可以去医院进行精液检测，评估生育力。其次，男性还需要有良好的性功能，把精子输送到女性体内。第三，有明确家族遗传史的夫妇，应在专科医生指导下进行遗传学评估，优生优育，杜绝出生缺陷。

优质的"小蝌蚪"长啥样

精子质量评估主要包括三方面：浓度、活力、形态。优质精子需要有适当的浓度，不可太高，也不可太低；精子的活力要好，"原地打转"或"偷懒不动"的，绝对不是"好选手"；精子的形态要达标。就像"选美比赛",在漫长的生育旅途中,精子大军必须"优中选优",在千军万马里诞生抵达终点的"冠军"。

"小蝌蚪"如何成就"父"业

首先,男性需要培育健康的精子。合理的饮食习惯、适当的体育锻炼、张弛有度的生活节奏,有助于提高和维持精子的质量。

其次,孕育新生命需要有正确的方法。男性应掌握女性排卵期的推算方法(可向妻子或医生讨教)。

第三,把控好女性排卵的"黄金时刻",通过良好的性生活过程,让"小蝌蚪"求偶成功,成就"父"业。

值得一提的是,若不孕不育非男方原因,作为"大丈夫",男方也要耐心配合妻子进行调理和治疗。毕竟在生育问题上,男女各顶半边天,同舟共济方可顺利抵达胜利的彼岸。

陈向锋

男性需要"生育力保存"吗

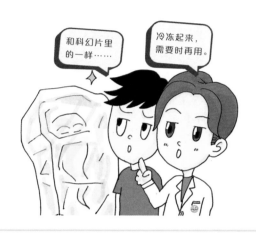

男性生育力保存，俗称"精子冻存"，是指采用超低温冷冻技术预先保存精子，待未来有生育需求时将精子复苏，以供辅助生殖治疗使用，从而达到规避男性未来生育风险的目的。那么，什么样的男性适合生育力保存呢？

肿瘤患者

有生育需求的肿瘤患者可在手术、放疗或化疗前，尽早进行生育力保存，因为上述治疗都可能导致男性生精功能受损甚至衰竭。对肿瘤患者而言，保住生育力的最好方法是精子冻存。

接受辅助生殖的夫妇

接受辅助生殖时，在男方取精困难、夫妻两地分居等情况下，男方可以提前冻存精子，避免女方取卵时因男方原因（如无法到场或取不出精）而导致"试管婴儿"失败。辅助生殖技术需要男女双方高度配合，提前冻存精子既可保证整个流程的顺利进行，也可解决"双城记"夫妻的现实困难，值得推广。

精子质量不稳定的男性

少弱畸形精子症患者，精子质量往往波动较大，可以在精子质量相对较好的时候（如药物治疗后），预先保存较高质量的精子，规避生育风险。

从事高风险职业的人群

长期接触有毒物质或放射线者、矿工、军人、消防员、运动员等高风险职业人群，可提前进行精子冻存，以防意外受伤或不良环境暴露导致生育力受损。

短期内无生育要求的男性

短期内无生育需求，但未来想生育，希望为精子办理一份"保险"的健康男性，可以在年轻时冻存较高质量的精子，做到"有备无患"。研究显示，随着年龄增长，成年男性的雄激素水平和生育力逐渐减退，且无法逆转。

陈向锋

男性不育该怎么治疗

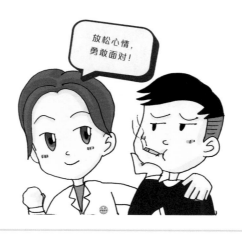

"小李啊，你结婚都3年了，准备什么时候要孩子？"

"小李媳妇，趁年轻早点生，岁数大了再生，对大人孩子都不好！"

……

今年春节期间，小李夫妇又被家人催着生孩子。其实，夫妻俩也很急，早就去医院检查过，问题出在丈夫小李身上——少弱精导致的男性不育。

男性不育，如何明确病因

通常，医生会先进行病史询问，包括家族史、性生活情况、既往治疗史等；然后进行相关检查，包括精液检查、性激素检测、生殖系统超声等，必要时还会进行遗传学方面的检测，以明确男性不育患者的病因，以便采取针对性的治疗措施。

做精液检测前，要禁欲几天

采集精液标本前，男性应禁欲至少48小时，但不宜超过7天

（3 ～ 5 天为宜）。需要注意的是，遗精不能算作一次排精。

为什么要做生殖系统超声

生殖系统超声可以评估睾丸、附睾、精索、前列腺和精囊的情况，对判断是否存在精索静脉曲张、输精管道梗阻和先天精道发育异常等，也有很大的价值。

哪些患者需要进行手术治疗

明确病因后，患者应进行相应治疗，治疗方法通常包括药物和手术等。存在下列情况者应考虑手术治疗。

（1）精液质量不佳合并可触摸到的精索静脉曲张（Ⅱ度以上），须进行精索静脉结扎术（通常采取显微外科手术）。

（2）成人隐睾合并无精子症，应尽早进行隐睾下降固定术。

（3）严重的睾丸鞘膜积液及腹股沟疝患者，应及早进行手术治疗。

（4）梗阻性无精子症，可进行附睾-输精管吻合术；射精管口梗阻，可进行精囊镜探查术。

（5）非梗阻性无精子症，可进行睾丸切开取精术。

什么情况下需要做"试管婴儿"

较严重的少、弱、畸形精子症患者，经过一段时间（一般为两个生精周期，即 6 个月以上）的药物（或手术）治疗后，精液指标未改善，可尝试辅助生殖治疗。

非梗阻性无精子症者，如果手术取到精子，可进行精子冷冻，后续采用辅助生殖技术帮助生育。

染色体异常且多次流产的夫妇，有必要采用第三代辅助生殖技术，即在胚胎植入前先进行遗传学诊断。

王鸿祥

男性备孕有哪些注意事项

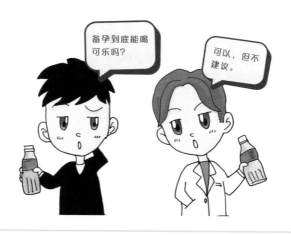

随着"三孩政策"的实施，不少夫妇有生育二孩、三孩的打算。其中，有些夫妇的年龄已偏大，存在一定的生育风险，如大龄女性产子有一定风险、男性精液质量随年龄增长而下降。

男性朋友想要生育一个健康、聪明的小宝宝，要提前做好哪些功课呢？

生活习惯要调整

首先，应调整心理状态，保持积极、乐观的心态；其次，应调整生活作息，劳逸结合，不熬夜，保证充足睡眠；第三，要加强运动，每天保证一定的运动量，远离肥胖；第四，避免高温、辐射环境；第五，戒烟限酒，少饮碳酸饮料等；第六，保持规律性生活，不宜过频或过少。

饮食要注意

备孕男性应适当多吃优质蛋白质，以补充氨基酸。淮山药、鳝鱼、海参、蟹黄、黑鱼、豆腐皮、核桃、芝麻等食物含有较多对精子生成有重要作用的精氨酸。维生素A、B族维生素、维生素C、维生素E等在促使精子生成、增强精子活力等方面有重要作用，它们主要存在于动物肝脏、植物油、绿叶蔬菜、胡萝卜、豌豆、番茄、扁豆、南瓜、土豆、大枣及新鲜水果中。

微量元素对男性生殖也有重要作用。研究表明，缺锌会导致精子数量减少、畸形精子增多。因此，男性在日常饮食中可适当增加小米、玉米、红薯、牡蛎等含锌较多的食物。硒在精子的生成和维持精子结构的稳定性等方面也有重要作用，含硒量高的食物主要有海蜇皮、海带、墨鱼、蛤蜊、紫菜等海产品。

可乐可以喝吗

尽管"喝可乐杀精"只是谣传，但听我一句：可乐固然好喝，但多喝绝对会让你变胖，进而影响精子质量，阻碍你成就"爸业"。

烟、酒到底要不要戒

研究表明，大量饮用葡萄酒、啤酒、白酒等，可导致睾酮水平降低，从而影响精子的生成与成熟。大量吸烟可干扰下丘脑–垂体–性腺轴功能，降低精液质量，导致少精子症和弱精子症，是导致男性不育的重要影响因素之一。由此可见，备孕男性应戒烟、戒酒。

王鸿祥

"小弟弟"也会得癌吗

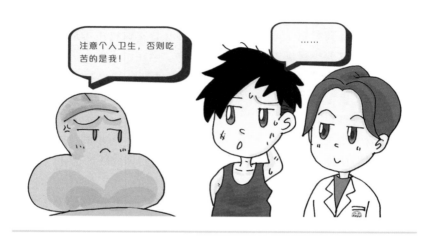

　　阴茎癌，顾名思义，就是发生于男性阴茎的恶性肿瘤。若发现得早，有希望保留性功能；若发现得晚，不仅性功能丧失，还会威胁男性的生命。

　　患阴茎癌，有两方面原因

　　目前明确的导致阴茎癌的因素主要有两个：包皮过长或包茎、人乳头瘤病毒（HPV）感染。

　　男性包皮过长或包茎，若卫生习惯不好，包皮垢长期刺激包皮和龟头，可导致龟头炎症，进而诱发癌变。

　　有多个性伴侣的男性，发生HPV感染及性传播疾病的风险增加。阴茎HPV感染久治不愈是引起阴茎癌的重要原因之一。

　　出现这些症状，要警惕阴茎癌

　　阴茎癌好发于40～60岁的男性，病变部位主要是阴茎头和冠状沟。男性如果发现下列异常情况，一定要警惕，尽快就医。

　　（1）龟头部丘疹、溃疡、疣状突起或菜花样肿块、糜烂，伴疼痛。

（2）阴茎前段脓性或血性分泌物，局部有肿块、压痛。

（3）性交时出血、异物感或疼痛。

（4）排尿困难。

此外，阴茎癌如果发生远处转移，可出现骨痛、肝功能受损、食欲不振、消瘦、贫血等症状。

早期发现，有机会保住阴茎

阴茎癌的主要治疗方法是手术。如果发现得较早，癌组织比较局限，可在清除癌组织的同时保住阴茎，不破坏性功能。如果癌组织较大，则需要切除部分阴茎，患者可能保留部分性功能，亦可正常排尿。如果癌组织过大或肿瘤位于阴茎干，保留阴茎很困难。值得庆幸的是，大多数阴茎癌患者经及时治疗后，能长期生存；若阴茎癌已发生远处转移，则可能危及生命。

广大男性朋友应经常留意阴茎状况，发现问题及时就医！

张　明

包皮一定要"割"吗

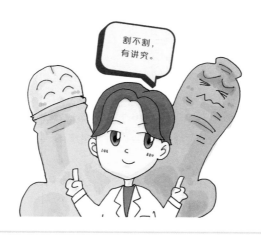

每年寒暑假，医院的泌尿外科都人满为患，很多家长带着孩子来"割包皮"，也有一些成年男性希望切除包皮。

实际上，很多人并未搞清为什么要割包皮，只是一味地跟风。其实，包皮不一定都要割。包皮位于阴茎前方，包绕着阴茎敏感的前端，有湿润的作用，还具有一些免疫功能，是男性阴茎的正常结构。

那么，为什么医生会建议某些患者割包皮呢？这主要是为了解决包皮过长或包茎带来的问题。

小男孩的包皮较长，包裹整个阴茎头。随着年龄增长，包皮逐渐后退，包皮口逐渐扩大。一般到了 13 ～ 14 岁，阴茎头能完全暴露。此时，若阴茎头仍不能部分或完全显露，则为包皮过长。如果包皮口存在狭窄或包皮内板与阴茎头部粘连，使包皮不能上翻、阴茎头无法外露，则为包茎。

包皮过长和包茎会影响包皮和阴茎头的清洁。包皮分泌的包皮垢容易滋生细菌，若不及时清洗，会导致包皮和阴茎头发炎，出现局部红肿、瘙痒、疼痛等症状，长此以往可能诱发阴茎癌。

包皮环切术是目前治疗包皮过长和包茎的主要手段。如果男孩在13 ～ 14岁时仍有包茎，须考虑割除包皮。如果只是包皮过长，应保持局部清洁，先观察；如果青春期后仍存在包皮过长，再进行处理。当然，如果反复出现炎症或感染，则需要尽快通过手术切除包皮。

张　明

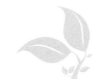

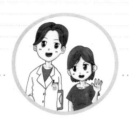

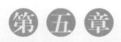

第 五 章

急救课堂

什么是血氧饱和度

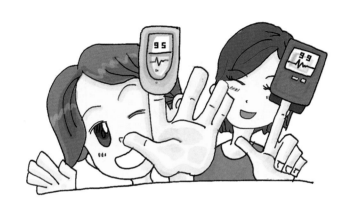

新冠肺炎疫情让体温、核酸、抗原检测等监测指标逐渐为人们所熟悉。然而，有一个极其重要的指标，看似简单，却很少被提及，它就是血氧饱和度。有些患者虽然血氧饱和度已经很低，但没有明显的呼吸困难症状，这种现象被称为沉默性低氧血症。此时，如果没有进行血氧饱和度监测，就有可能延误患者就诊、救治的最佳时机，增加救治难度及患者的病死率。

什么是血氧饱和度

人体的新陈代谢过程需要氧气，氧气通过呼吸系统进入人体血液，与红细胞中的血红蛋白结合成氧合血红蛋白，被输送到人体各组织的细胞中去。血氧含量降低，容易引起疲劳、困倦、精力不足、记忆力下降等症状。长期血氧含量不足，可对大脑、心脏等重要器官造成严重损害。

血氧饱和度是血液中与氧气结合的氧合血红蛋白的容量占全部可结合的血红蛋白容量的百分比，是呼吸循环的重要生理参数，用来反映血液携带输送氧气的能力。正常人的血氧饱和度应≥97%。

哪些人需要监测血氧饱和度

（1）老年人、肥胖者、孕产妇等特殊人群。

（2）患慢性病或长期处于亚健康状态的人群。

（3）睡觉打鼾者。

（4）居住在高海拔地区的人群。

如何监测血氧饱和度

脉搏血氧仪提供了以无创方式测量血氧饱和度的方法，操作简单、方便，适合随身携带，还能提供心率、呼吸频率等参数。它的工作原理是基于动脉搏动期间光吸收量的变化，从而间接反映血氧含量。使用时，只需将血氧仪夹在手指上静置一会儿，就可看到结果。一些智能手环同样具备监测血氧饱和度的功能。

定期监测血氧饱和度能够及时发现身体缺氧的状况，以便及时采取家庭氧疗等干预措施，必要时可及时就医。

杨　润

ICU 里有哪些 "救命神器"

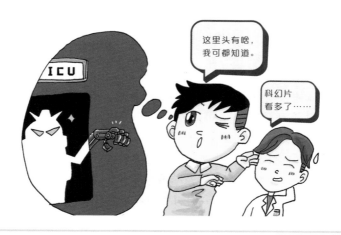

ICU 是 Intensive Care Units（重症监护室）的缩写，意思是 "对患者的密切监护"。如果患者被送入 ICU，说明医生对其病情的判断是 "即将或已经出现可能危及生命的征兆"。由于患者的某些重要器官不能正常工作，医生往往需要借助各种有特殊功能的设备来帮助患者与病魔做斗争。那么，ICU 里的 "神器" 究竟有哪些呢？

人工肺：呼吸机

肺的主要功能是进行气体交换，通过呼吸运动，把空气中的氧气输送到血液中，同时将代谢产生的二氧化碳排出体外。

呼吸机就像一个定时鼓气和放气的大气球，预充着高浓度的氧气和空气的混合气体，通过与患者的上呼吸道连接，产生帮助呼吸的作用，减轻清醒患者的呼吸费力感，维持麻醉或昏迷患者正常的呼吸节律。

人工心肺：ECMO（体外膜肺氧合）

心脏就像一个永不停歇的发动机，源源不断地回收二氧化碳含量较高的静脉血，将它们输送到肺进行氧合；再把富含氧气的血液不停地泵出到全身各处。当心脏的泵血功能或肺的气体交换功能出现严重问题时，就需要ECMO的帮助。

ECMO的中文名字叫"体外膜肺氧合"，其工作原理是：把患者的血液从体内引出，通过"人工肺"特有的交换膜，将血液中的二氧化碳排出，并把氧气加入其中，最后再将处理过的血液回输入患者体内。

人工肾：CRRT（连续性肾脏替代治疗）

肾脏的主要功能是清除体内多余的水分和杂质，维持人体内环境的稳定，并产生尿液排出体外。

人工肾类似大家熟知的"血透"。与血液透析"短平快"的特点不同，CRRT采用"细水长流"的方式，每次上机维持时间为24～72小时。与"人工肺"的工作原理类似，CRRT是引出患者的血液后，通过特殊的材质去除"废水"和"毒素"，暂时替代肾脏的排泄功能。

杨　润

救护车到达前，我们能做什么

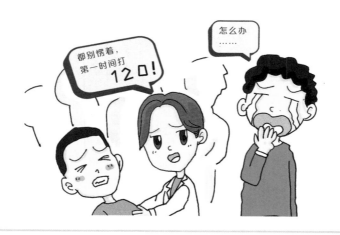

　　随着生活节奏日益加快，突发心脏病的情况越来越多见。研究发现，男性心搏骤停的发生率高于女性；70%以上的心搏骤停发生在家里，并有家庭成员在场；公共场所发生的心搏骤停多发生在道路或高速公路上。

　　那么，若发现家人、路人突然捂着胸口、倒地晕厥，我们应该怎么做？

把握急救"黄金4分钟"

　　心搏骤停会造成脑损伤，甚至危及患者生命，应在4分钟内进行心肺复苏（CPR），以挽救患者的生命。研究显示，如果在心搏骤停4分钟内进行心肺复苏，患者的存活率超过50%；若超过4分钟黄金时间，患者可发生不可逆脑损伤，存活率急剧下降。

掌握心肺复苏的正确方法

　　如果身边有人诉说有胸痛，继而倒下，很可能发生了心搏骤停。如有可能，应立即请身边人拨打急救电话，同时开始进行CPR（心肺复苏术）。

（1）双手轻轻拍打患者的肩部，并大声呼喊"你还好吗"，判断患者是否有意识。

（2）请路人尽快取来附近的自动体外除颤器（AED）和急救箱。

（3）胸外按压：手臂伸直，双手交叉相扣，用掌根快速、用力按压患者胸部中心位置，频率为100～120次/分钟，深度至少5厘米。

（4）进行2次人工呼吸（如果不进行人工呼吸，应确保持续进行胸外按压）。

（5）以胸部按压次数：人工呼吸次数=30：2重复进行CPR，直到急救人员到达。

如何操作自动体外除颤器（AED）

AED是一种对心搏骤停患者进行电击并帮助心脏恢复正常节律的工具。许多公共场所都备有AED，包括机场、健身房、商场和学校等。

过去，只有经过训练的专业医疗人员才能使用除颤器。如今，新型的AED方便任何人使用。需要强调的是，AED和CPR配合使用，能进一步提高心搏骤停患者的存活率。

柳韶华　邹沅芜

被狗咬伤后，小腿发抖、发麻，是狂犬病吗

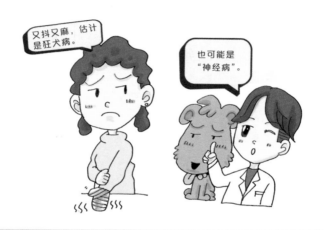

狂犬病最常见的表现是发热，伤口部位有疼痛或原因不明的颤抖、刺痛或灼痛感。那么，被狗咬后，小腿发抖、发麻，是狂犬病发作吗？

狗咬后，为何会患"神经病"

一天，赵女士下班后走在小区的路上，看到一只很可爱的小狗冲她摇尾巴，她心生喜悦，刚想上去逗一逗，不料还没弯下腰，小狗便露出獠牙，冲着赵女士的小腿就是一口。被狗咬后，赵女士赶紧去医院处理伤口，并注射了狂犬病疫苗。一个月后，赵女士小腿上的伤口好了，但小腿总是发抖、麻木，四处寻医都查不到原因。在仁济医院超声科，医生为赵女士做了神经肌肉系统超声检查，发现其伤口深部的腓肠神经增粗、肿胀。终于，赵女士小腿发抖和麻木的原因找到了——腓肠神经受损。

这类"神经病"有何特点

腓肠神经属于周围神经，受伤后主要表现为肢体感觉和运动功

能障碍。感觉障碍可表现为四肢麻木和疼痛、感觉异常（如蚂蚁爬行感）等；运动障碍一般表现为活动障碍、肌肉张力减低等。

神经超声有什么用途

仁济医院超声科开展的神经检查项目包括臂丛神经、正中神经、桡神经、尺神经、坐骨神经、胫神经、腓总神经、股外侧皮神经、腓肠神经、指神经等。

无论是最粗的坐骨神经，还是最细的皮神经，相关疾病（如神经炎、神经卡压、神经断裂、神经肿瘤等）在小小的超声探头下无处藏匿。

王　芮　吴春华　姜立新

受伤后该冷敷，还是热敷

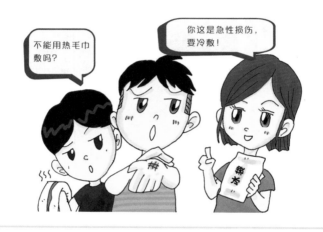

大家可能都遇到过扭伤、撞伤或摔伤等情况，受伤后，究竟应该冷敷，还是热敷呢？

受伤后，局部发生了哪些变化

肢体发生急性损伤后，受伤局部软组织内的毛细血管和淋巴管破裂，可导致出血和淋巴液渗出，引起受伤部位疼痛和肿胀。

热敷和冷敷对受伤部位的影响

对受伤肢体进行热敷，可增加局部血流量。在毛细血管和淋巴管破裂的情况下，增加局部血流量不仅无助于损伤的恢复，反而会加剧受伤部位的出血和渗出。因此，在受伤急性期，应对局部进行冷敷，使受伤部位的血管收缩，可减少出血、减轻水肿、缓解疼痛。

肢体受伤后，如何进行冷敷和热敷

急性受伤后，首先应该冷敷。冷敷时，可用毛巾包裹冰块或冰袋，覆盖在受伤部位，切记不要用冰块或冰袋直接接触皮肤，以免冻伤。单次冷敷时间应控制在10～15分钟，每隔2～3小时冷敷一次。

需要说明的是，冷敷适用于受伤后的"急性期"。有一个简单的口诀是"急冷慢热"，即急性受伤后48小时内宜冷敷，48小时后可热敷。

周　欣

鼻出血时，你仰头了吗

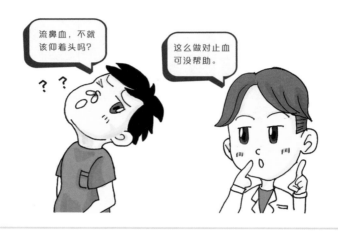

鼻出血是临床常见症状，可由鼻部疾病引起，也可由全身疾病或外伤导致。鼻出血多为单侧，也可以是双侧；可间歇、反复流血，亦可持续出血；出血量多少不一；出血部位多在鼻中隔前下方的"利特尔区"（易出血区）。研究表明，饮酒、服用抗凝药物、高血压、变应性鼻炎史是鼻出血发生的重要危险因素，早期干预对预防与减少鼻出血有重要意义。

鼻出血了，怎么办

（1）保持情绪稳定，取坐位或站位，身体前倾，头朝下，这么做既能防止血液流入胃内引起恶心呕吐，也能防止血液呛入气管而引起窒息。

（2）压迫止血：用手指捏紧两侧鼻翼 10 ～ 15 分钟，张口呼吸。

（3）局部冰敷：将冷毛巾或冰袋（用干毛巾包裹）置于额头上，可起到收缩血管、减少出血的作用。

（4）若出血不止，应立即去医院的耳鼻咽喉科就诊。

常见的错误做法有哪些

（1）仰头止血法。鼻出血时向后仰头，不仅不能止血，反而会使血液流入咽喉部。若将血液吞入胃内，可引起恶心、呕吐；若出血量大，血液容易呛入气道内，严重时可引起窒息。此外，这么做也不易判断鼻出血量。

（2）填塞法。不当填塞会对鼻黏膜造成二次损伤。填塞压力不够，达不到止血效果。填塞物不卫生，易造成局部感染。

如何有效预防鼻出血

（1）合理饮食，忌辛辣、刺激食物；忌烟酒；保持大便通畅，必要时使用通便药物。

（2）注意鼻腔卫生，勿用手抠鼻及用力擤鼻涕。学会正确的擤鼻涕方法（按住一边，擤另外一边，不可同时按住两侧鼻翼）。打喷嚏时张开嘴，可降低鼻腔压力，预防鼻出血。

（3）控制基础疾病，如高血压、血液系统疾病等，严格遵医嘱用药，切勿自行停药或更改剂量。

（4）注意开窗通风，室内温度维持在18～20℃、湿度维持在50%～60%。鼻腔易干燥者，可使用盐水喷鼻或用金霉素眼膏涂抹鼻腔。

（5）避免外伤，劳逸结合。鼻出血期间，勿剧烈活动，忌过热饮食，勿用热水洗澡、洗头或洗桑拿等。

丁　婷

三伏天和黄梅天，哪个更容易让人中暑

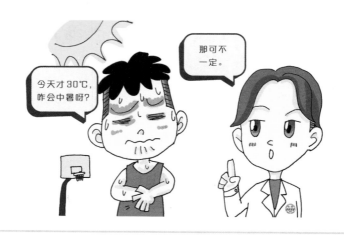

　　春夏秋冬，流转不穷。每个季节都有一些"特产"疾病。夏天的"特产"，非中暑莫属。那么，中暑是否真的多发生于三伏天？

　　据观察，极端高温天气下，来仁济医院急诊科就诊的中暑患者反而减少。原因很简单，天气预报会告诉大家极端高温到来，此时，无论个人还是单位，都会加强防暑降温措施，减少中暑发生。其实，中暑常发生于气温在30～35℃（甚至不到30℃）的闷热天气。为什么呢？

黄梅天更易发生中暑

　　热量的传递有以下几种方式：传导、辐射、对流和蒸发。空气是热的不良导体，人体通过空气传导散热基本不起作用；当气温大于体表温度时，人体向环境的热辐射也基本停止；当环境无风时，对流几乎可以忽略不计；充当人体散热"主力军"的蒸发，在空气相对湿度＞75%时，也基本停止。了解了物理散热原理后，请回想一下，什么日子满足"高温、无风、高湿"三个特点？答案就是"黄梅天"。

中暑还是感冒

很多人都曾体验过"中暑"的感觉，如头晕、恶心、轻度腹泻、乏力、发热等。让我们来看两个病例：

X女士，32岁，5月下旬天气闷热，气温达30℃，外出游玩一上午后，下午开始出现恶心、轻度腹泻、乏力、头晕。回家后，开空调、洗澡、喝水，晚上症状缓解。

F先生，24岁，7月的某天，气温38℃，去水上乐园游玩，暴晒一天。晚上泡澡时出现发冷、发抖，随后发热，体温39℃，伴恶心和腹泻，三天后症状逐渐缓解。

这两个病例都是中暑了吗？不是。X女士确实是中暑，可F先生虽有高温暴露史，症状与X女士相似，但由于其是在泡澡时发病（脱离了环境暴露后发病）的，故不是中暑，很可能是感冒。

防治中暑的注意事项

（1）中暑大多为轻中度，尽早识别、脱离环境暴露、补充水和电解质后，症状大多能快速缓解。

（2）高温高湿天气，不要长时间在户外运动。

（3）中暑与其他疾病有时很难鉴别，若吃不准，应及时就医，以免耽误诊治。

（4）有基础疾病者、婴幼儿和老年人，尽量避免暴露于高温、高湿环境，因为一旦发生中暑，救治难度较大。

冯　楠

疑似发生卒中，能自行服药吗

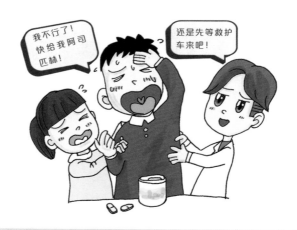

卒中发病率高，致残率和致死率也高，患者只有尽早接受治疗，才有机会获得良好的预后。许多卒中患者既往有高血压、腔梗等病史，家中常备降压药和活血药。如果突然发病，在等待急救人员到来时，是否可自行服药呢？

医生建议：不要自行服药

卒中分为缺血性和出血性两种类型。虽然两者的症状相似，但病因不同，用药原则也不同。因此，患者需要尽快到达医院，由专科医生查体，并进行影像学（如头颅CT）检查，明确病因，并针对不同病因，选择不同的药物进行治疗。自行用药可能"南辕北辙"，有加重病情的风险。

例如：既往有腔梗、高血压的患者，若突发一侧肢体偏瘫，自行服用治疗脑梗死的"特效药"阿司匹林，本以为是"对症下药"，殊不知此次发病可能是脑出血引起的，阿司匹林非但不能作为抢救用药，服用后还可能加重脑出血，甚至危及生命。

再举一例：有些患者发病后，测得血压较高，于是自行服用降压药物。实际上，如果病因是脑梗死，偏高的血压有利于维持脑血流灌注，能改善脑缺血症状；而服用降压药物会加重脑缺血，扩大脑梗死病灶，导致病情恶化。

所以，疑似发生卒中后，患者应及时拨打120急救电话，切忌自行服药，等待救援时宜采取坐位或侧卧位，防止跌倒、呕吐物误吸等继发性损伤。

丁圣豪

预防卒中的常见误区，你踩过哪些"坑"

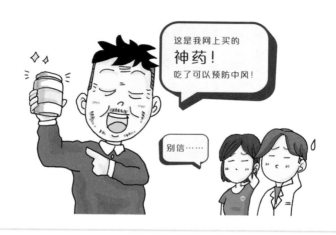

在门诊，经常有患者问："医生，我曾经中风过，中风会给自己和家人带来太多痛苦……我想预防一下，每年定期打打吊瓶，是不是可以保一年平安？"

其实，靠定期输液预防中风（卒中），是卒中预防最常见的误区之一。

首先，输液作用有限。输入的药物即便有效，其在人体内的代谢也是有时效的。一两天后，药物成分在体内代谢完毕，疗效就没有了。

其次，预防脑血管病需要长期用药。最核心的药物有几类，其中一类为抗血小板药，如阿司匹林、氯吡格雷等，其作用是防止血栓形成；另一类药物是他汀类药物，通过调节血脂、抗炎等作用，防止血管壁进一步出现粥样硬化等病变。这两种药非常重要，为更好发挥预防卒中的作用，都需要长期服用。

另外，患者还应注意控制各项危险因素，如高血压、血脂异常、糖尿病等，这些也是预防卒中非常重要的部分。这些慢性病的治疗都是一个长期的过程，并非一两次输液就能解决。

　　总之，要预防卒中，并不在于每年定期输液，而在于长期坚持、规范用药。

吴恒趋

脑血管堵塞怎么办？这些方法能救命

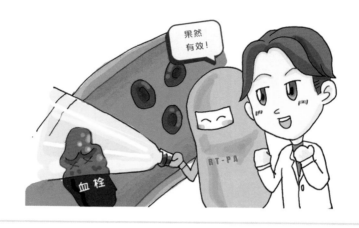

卒中，又称"中风"，是指脑部的血管堵塞或破裂导致的脑功能障碍。其中，缺血性卒中就是人们常说的脑梗死，占80%左右。脑梗死发病率高、死亡率高，且很多患者会遗留肢体瘫痪、语言障碍等后遗症，给社会和家庭带来沉重负担。

脑血管堵塞了怎么办

如果脑血管突然发生堵塞，医生在严格的影像学评估和血液检查后，可通过静脉溶栓将血栓溶解，或通过动脉取栓技术把血栓取出。那么，什么是静脉溶栓？什么是动脉取栓？脑血管堵塞都能采用这两种治疗方法吗？让我们一起来了解这两种"血管再通术"！

血管再通之"静脉溶栓"

静脉溶栓是用药物将堵塞血管的血栓溶解，以恢复大脑血流的一种血管再通方法。静脉溶栓是目前全世界公认的血管再通最有效的救治措施之一。不过，只有在发病4.5小时内的患者才有机会进行静脉溶栓治疗，这4.5小时又称"黄金时间窗"。

阿替普酶（rt-PA）是目前临床上最常用的静脉溶栓药物，可在一定程度上改善患者的症状和长期预后，但也有一定的风险。最大的风险是出血，如皮下、消化道、泌尿道出血，甚至脑出血。然而，众多研究表明，rt-PA治疗急性脑梗死的总体获益是远高于风险的。

血管再通术之"动脉取栓"

　　所谓动脉取栓，是经脑血管造影检查明确血栓堵塞的部位，再通过一些特殊装置将血栓取出，使堵塞的血管再通。

　　与静脉溶栓一样，动脉取栓也有严格的时间限制，治疗时间窗一般为发病后6小时内。如果超过6小时，医生会通过严格的影像学评估，为发病24小时内的部分患者进行动脉取栓治疗。患者的具体情况，如血管条件、血栓性质、血栓堵塞的部位和范围等，都与手术能否成功有很大关联。

　　脑血管堵塞后，脑细胞缺血、缺氧，每分钟有约200万个脑细胞死亡。因此，不论是静脉溶栓还是动脉取栓，都是越早开始，获益越大。对脑梗死患者而言，时间就是大脑，时间就是生命！

高　丽

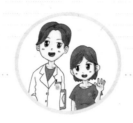

手术揭秘

当你睡着了，麻醉医生在干什么

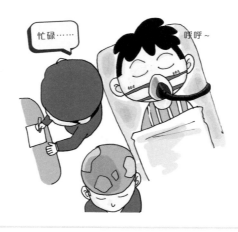

患者躺在手术台上，眼睛闭上前，听到的最后一句话很可能是麻醉医生说的"准备睡觉啦"。那么，全麻手术中，麻醉医生在干什么？是不是将麻醉药物注入患者静脉、待其成功入睡后，就可离开手术室？当然不是！

患者睡着后，因为使用了肌松药，患者的自主呼吸会消失，麻醉医生需要为其进行气管插管，即用一根导管将呼吸机的氧气送到患者肺内。插管后，外科医生就可开始手术。手术期间，麻醉医生需要全程守护在患者身边。

患者睡着后无法讲话，需要麻醉医生时刻通过监护仪的数据，密切监测其生命体征变化，如心率、心电图、血压、中心静脉压、血氧饱和度、呼吸波形、动脉波形等。

麻醉医生还要密切观察手术进程并调节麻醉深度、设置麻醉药的维持剂量、设置呼吸机参数，以保证患者在呼吸、循环稳定的情况下进行手术。

第六章 手术揭秘

手术室的温度相对较低，麻醉医生还要监测患者体温，必要时使用加温器等给患者保温。

当手术进入平稳阶段，麻醉医生要填写麻醉记录单，记录重要手术步骤。

此外，为减少患者的痛苦，麻醉医生通常会选择在患者睡着后进行一些操作，如深静脉穿刺、神经阻滞等。

在手术快结束时，麻醉医生要给患者配置好自控镇痛泵，以缓解术后疼痛。

手术结束后，麻醉医生需要立即进行麻醉后复苏，保证患者及时、舒适、平稳地醒来。

可以说，每一台外科手术都是一个在梦里发生的奇迹，而麻醉医生是"守梦人"，保护患者不在梦里迷失方向，确保患者在合适的时候醒来。

戴璧然

日间手术可以在晚上做吗

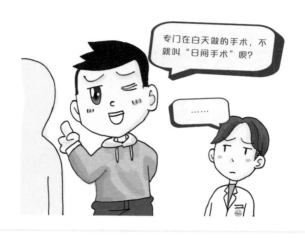

　　近年来，"日间手术"这个名字渐渐被人们所知晓，但大多数患者并不清楚"日间手术"的真正概念。有人从字面上理解，认为这是一种"在白天做的手术"。那么，晚上可以做这种手术吗？

什么是日间手术

　　日间手术是指患者在1～2个工作日内完成入院、手术和出院的一种手术模式，不包括在诊所或医院开展的门诊手术。与传统住院手术相比，日间手术有许多优势：① 对患者来说，日间手术不仅能降低医疗费用、减轻陪护负担、提高舒适度，还可降低院内交叉感染的风险，有利于术后恢复。② 对医院而言，日间手术加快了医院病床周转率，提高了医疗资源的利用效率，有助于缓解患者"住院难，手术迟"的问题，节约大量医疗资源。

日间手术安全吗

　　答案是当然安全。日间手术是建立在严格把关基础上的，只不过优化了收治流程，将患者的诊断和术前检查在门诊完成。医生会根据门诊检查结果，评估患者是否适合日间手术。患者只要通过了日间手术麻醉门诊评估中心的门诊检查和麻醉评估，就能预约日间手术。

对麻醉有什么要求

手术、麻醉和护理技术的进步推动日间手术成为安全、高效的手术模式，其中，麻醉学科发挥了重要且不可替代的作用。日间手术麻醉有两个要求：一是保证手术或诊疗操作能快速、有效进行；二是患者术后恢复快、并发症少。这需要专业的麻醉医生根据患者的具体情况设计麻醉方案，精准把控麻醉深度，采取一系列措施加强镇痛，预防并发症的发生，使患者快速康复。

哪些手术适合做日间手术

国家卫健委公布的《日间手术（操作）试点病种和术式推荐目录》，涉及眼科、耳鼻喉科、普外科、泌尿外科、内分泌科、骨科、心内科等8个专业，共133个病种。医院一般会选择技术成熟、手术风险相对较低、术后并发症少的病种或术式。

日间手术可以在晚上做吗

为提高周转率，日间手术是可以在晚上做的。

刘　蕊

全麻是否会影响小朋友智力发育

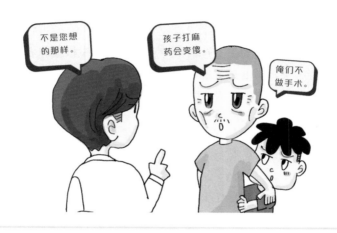

很多家长担心，做全麻手术会影响孩子的智力发育。我们从麻醉科医生的视角来回答家长们关心的问题。

什么是全麻

全麻（全身麻醉），是指麻醉药经呼吸道吸入或静脉、肌肉注射进入人体内，产生中枢神经系统的可逆性抑制，临床表现为神志消失、遗忘、痛觉消失、反射抑制和肌肉松弛。全麻药物不仅只有吸入麻醉药，它是一个"大家族"的统称，包括吸入全麻药、静脉全麻药、镇痛药、肌肉松弛药等。

孩子智力发育特点

孩子的生长发育主要分为7个阶段，依次是胎儿期、新生儿期、婴儿期、幼儿期、学龄前期、学龄期和青春期。其中，新生儿期是从出生到28天为止，婴儿期指出生到满1周岁，幼儿期指1周岁至满3周岁。

婴幼儿期是脑细胞分化和发育的重要阶段。3周岁前，孩子的语言、动作、心理发展非常显著。与成人相比，儿童代谢率高、氧储备能力低，更容易出现组织器官缺氧，这对手术麻醉提出了更高的要求。

全麻会影响孩子智力发育吗

既往很多临床试验表明，单次、短时间的全麻手术不会对小朋友智力发育产生影响。但是，我们也注意到，2016年美国食品药品管理局（FDA）提出，妊娠第3期（孕24～40周）的孕妇或3岁以下的婴幼儿在手术或其他治疗中多次或长时间使用全麻或镇静药物，可能影响孩子的大脑发育。

随着科学技术的进步，当代的全麻技术、全麻药物和全麻设备已形成一套完整的理论、实践体系。从1846年成功实施乙醚麻醉以来，经过170余年的发展，麻醉死亡率已降至1∶250 000，麻醉的安全性有了显著提高。目前，我国每年至少有3 000多万人安全度过全麻围手术期。

鲁智生

术前喝"一点点"，为什么要推迟手术

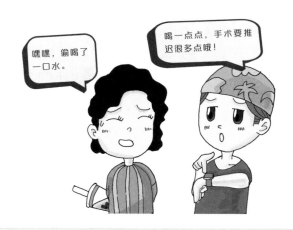

王阿姨要做甲状腺切除手术，医生嘱咐她："明天早上要做手术，今晚吃过晚饭后就不能再吃东西，也不能喝水！"

王阿姨平时早上要吃一粒降压药，于是问医生："明天早上吃药时可以喝水吗？"

医生回答道："可以喝一点点。"

这时，王阿姨旁边的小孙女举起手中的奶茶说："奶奶，到时喝点这个！"

医生严肃地说："这个绝对不可以，否则手术可能要推迟！"

术前为什么不能吃不能喝

这么做主要是为了防止术中胃内容物反流，被误吸入气管和肺内。

正常人在清醒状态下，从口腔到胃这段消化道，共有两道"门"严防死守：一个是口腔和食管之间的"会厌"，可防止口腔内的食物进入气管；另一个是食管和胃之间的"贲门"，可防止胃内食物反流进入食管和口腔。人体接受麻醉后，这两道门就一起"失守"了。如果此时仍有食物残留在胃里，胃内容物反流，可能被误吸进入气管和肺内，造成严重后果，如吸入性肺炎、气道阻塞、缺氧、窒息等。

应禁食、禁饮多长时间

禁食时间长短通常是根据胃对不同食物的排空时间来决定的。胃排空所需时间越长，禁食禁饮的时间也要相应延长。

食物种类	最短禁食时间
清饮料	2小时
母乳	4小时
婴儿配方奶粉	6小时
牛奶等液体乳制品	6小时
淀粉类固体食物	6小时
油炸、脂肪及肉类食物	＞8小时

进食后需要紧急手术怎么办

如果进食后突发紧急情况，如发生车祸后需要手术救治，进行麻醉或手术安全吗？

虽然此时存在胃内容物反流导致窒息的风险，但抢救生命的需求高于一切，麻醉医生会采取相应措施尽量降低风险，保证手术顺利进行。

所以，王阿姨在手术日早上可以喝"一点点"水送服降压药。但是，如果她喝的是小孙女手里的奶茶，那么手术至少要推迟6个小时才能进行。患者术前应听从手术医生和麻醉医生的嘱咐，在规定时间内禁食、禁饮，一起守护手术安全。

周姝婧

"镇痛棒"是个什么"棒"

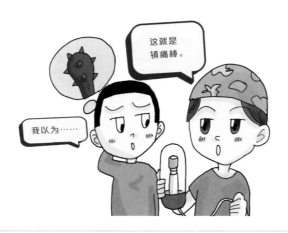

作为麻醉医生，听到患者提的最多的要求就是："医生，手术后我要用镇痛棒！"那么，"镇痛棒"究竟是何物呢？

简单地说，"镇痛棒"（镇痛泵）是具有镇痛作用的药物输注泵，通常在术后为患者的"无痛体验"保驾护航。根据麻醉医生预先设置好的指令，镇痛泵每隔一段时间向患者体内输注一定量的止痛药，以帮助减轻术后疼痛。它的工作形式多样：有的像挂吊瓶一样把止痛药输入静脉，有的被"安插"在患者脊髓里，还有的则"寄居"在外周神经周围。

镇痛泵一般都比较小巧，方便携带，不影响患者住院期间下地活动，有利于术后快速恢复。患者也能在许可范围内自行按压给药，以加强镇痛效果。

需要提醒的是，镇痛泵可能引发过敏反应。有些镇痛药可能会引起恶心呕吐，有晕车晕船史、吸烟的女性患者更易发生。因此，患者在使用镇痛泵前，应向麻醉医生提供既往药物过敏史及其他相关情况。

　　是不是所有类型的手术都适合使用镇痛泵呢？答案是否定的。一些创伤较小的手术，如甲状腺手术、经尿道碎石术等，术后疼痛程度较轻，可通过单次注射止痛药进行止痛。脑外科手术患者不适合使用镇痛泵，可选择其他止痛方式。

周姝婧

全麻后，为何有蹊跷的舒适感

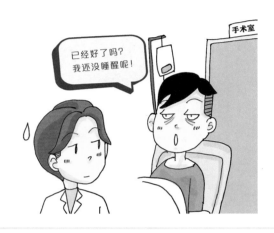

说起手术，大部分人都会感到恐惧、焦虑、不安。如今，越来越多的手术患者在麻醉中笑着醒来，他们会带着一丝慵懒说："医生，我的手术做完了吗？""我怎么没什么感觉？""似乎好久都没有睡得这么舒服了。"

麻醉是通过药物或其他方法形成的一种中枢神经系统、周围神经系统的可逆性功能抑制，主要特点是意识、感觉，特别是痛觉的丧失。

随着舒适化医疗的不断发展，麻醉不但能满足手术操作的要求，还更加注重患者术后的体验。镇静、镇痛药的使用在很大程度上避免了患者术后烦躁、疼痛等困扰。

现在，一些人常常感到精神紧张，睡眠质量不高，而在麻醉状态下，意识丧失，人处于完全放松的状态，类似于进行了一次高质量的深度睡眠——大脑得到充分休息，一觉醒来自然活力满满。事实上，运用麻醉药物诱导顽固性失眠人群进入自然睡眠状态，帮助其恢复原有睡眠节律，已成为一种成熟的治疗手段，显著改善了患者的生活质量。

　　有些人在体验过麻醉后，不自觉地想再体验一次，甚至萌生了自己给自己麻醉的想法。需要特别提醒的是，麻醉药物必须在专业麻醉医生的严密监测下使用，不能自行尝试；确有麻醉治疗需要时，应至麻醉门诊就诊。

朱慧琛

剖宫产麻醉，会影响孩子吗

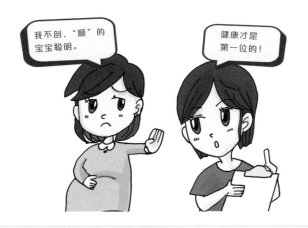

　　小王是一名足月孕产妇，产检提示"脐带绕颈2周，羊水偏少，胎儿窘迫"，医生建议她入院行剖宫产。小王很担心，因为她听说顺产宝宝比剖宫产宝宝更聪明，打麻醉药会影响宝宝的健康。

　　那么，剖宫产麻醉真的会影响孩子的健康吗？

　　首先，妈妈和宝宝之间有一道天然的胎盘屏障，可以选择性地让有利于胎儿的物质通过，而将不利于胎儿的物质阻隔，使其不能或减少进入胎儿体内。药物通过胎盘屏障扩散的速度和量取决于多种因素，其中，母体血药浓度是决定最终有多少药物进入胎儿体内的关键因素。

　　除胎盘屏障能保护胎儿外，胎儿独特的血液循环结构也能很好地保护自身。当部分麻醉药物通过胎盘屏障进入胎儿体内后，首先会进入肝脏代谢，进入胎儿大脑和心脏的麻醉药浓度会明显降低。所以，即使有少量麻醉药物通过胎盘屏障进入胎儿体内，其独特的血液循环特点也能使胎儿的血浆药物浓度远远低于母体。

全麻剖宫产中常用的镇痛药瑞芬太尼，是一种短效阿片类药物，极易被胎盘所代谢，胎儿-母体的血药比值很低。常用的肌松药罗库溴铵，通过胎盘的能力有限。常用的镇静药丙泊酚，起效快、维持时间短、苏醒迅速，常规剂量不会影响新生儿评分。应用于椎管内麻醉的局麻药，常见的有罗哌卡因，其透过胎盘量少，且极少发生心脏毒性，胎儿对其具有良好的耐受性。

　　围产期是属于产妇和新生儿的重要时期和特殊时期，麻醉医生会在严格考虑产妇健康和新生儿健康的基础上，选择合适的麻醉方法，保证正确、合理用药，规避不良事件的发生。准妈妈们不必过分担心麻醉带来的影响，可放心迎接健康新生命的到来。

朱诗怡

麻醉和手术前为什么要戒烟

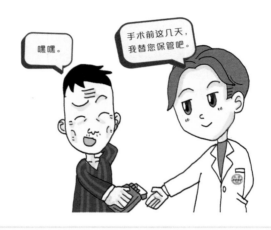

手术前一天，麻醉医生来到病房访视患者，常常会提这些问题："你平时吸烟吗？""一天吸多少根？""最近戒烟了吗？"

虽然"吸烟有害健康"是众所周知的医学常识，但很少有人知道，吸烟对手术与麻醉也有非常不利的影响。

吸烟的危害

吸烟对人体的危害主要源自香烟烟雾中的尼古丁、一氧化碳（CO）、一氧化氮（NO）和焦油等成分。吸烟是围术期心脑血管意外、肺部并发症、伤口感染和愈合延迟等主要不良事件的独立危险因素，可导致患者住院时间延长和围术期死亡率增加。

术前戒烟的好处

戒烟12小时，血液中尼古丁和一氧化碳水平下降，血压和脉搏趋于正常；戒烟24小时，血管内皮功能改善；戒烟72小时，肺纤毛摆动能力开始恢复；戒烟1～2周，痰液排出减少；戒烟4～6周，呼吸功能改善；戒烟8周以上，可减少近50%的术后肺部并发症。

因此，患者在手术前任何时候戒烟都是有意义的。世界卫生组织（WHO）建议，手术前应至少戒烟4周。

麻醉医生为吸烟患者保驾护航

（1）术前评估：麻醉医生会充分了解患者的吸烟史并评估心肺储备功能。合并肺炎、慢阻肺的吸烟患者，须进行抗感染和雾化祛痰治疗，并进行呼吸功能锻炼（如咳嗽排痰、缩唇呼吸、腹式呼吸等）。必要时，可请呼吸内科和心内科会诊，共同制订治疗方案，改善患者的心肺功能。

（2）术中和术后管理：选择最佳麻醉方法，在一定的麻醉深度下进行气道内操作，以减少气道痉挛的发生；术中采取肺保护性通气策略；术后采取多模式镇痛方案，鼓励患者尽早下床活动。

"术前戒烟"是一种非常有效的措施，不能仅仅停留在口号和宣传语中，患者意识上的认同和行为上的配合才是最重要的。

詹琼慧

神秘的机器人真能给人做手术吗

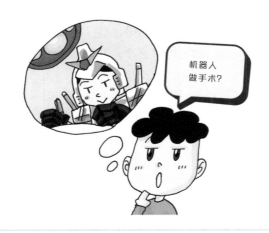

机器人手术是不是完全由机器人操作

我们通常所说的"机器人手术"，更准确地说，应该是"人工智能机械臂辅助腹腔镜手术"。术中，外科医生会在15倍放大的3D立体视野中，左右手各操作一个具有7个自由度的机械悬臂，双脚控制5个机械踏板，操控患者身边的4个机械臂。这4个灵巧的机械臂比人手更灵活，会同步实时模拟外科医生的手部动作，在患者体内进行操作。简单地说，就像外科医生"钻进了"患者体内，用精细灵巧的手术器械，从微小的通道完成本来需要做15～20厘米的大切口才能完成的手术，出血量更少，稳定性更高，患者术后恢复更快。

手术机器人可以辅助完成哪些泌尿外科手术

目前，机器人辅助腹腔镜手术（"机器人手术"）已经成为泌尿外科的主流术式，特别是在前列腺癌根治术、肾部分切除术等高难度手术中，其精准的肿瘤切除、精密的尿路重建，显著改善了患者预后，正逐步取代传统的开放手术及腹腔镜手术。

手术机器人会失控吗

手术机器人的设计十分精密，一旦外科医生的视野离开手术区域，机械臂会立刻锁定，停止运动。而且，机械臂能过滤人手产生的生理性颤抖，理论上讲，比人手更稳定，操作更可控。

手术机器人对医生有哪些帮助

手术机器人能提供更稳定、精细的外科操作，进行更精准的外科治疗。机器人手术中，外科医生全程在坐姿下完成操作。操作台完全按照人体工学设计，即使长时间进行手术操作，外科医生也不太会有腰酸背痛的感觉。这样，外科医生就能更专注地为患者进行治疗。

未来的手术机器人会变成什么样

近年来，外科机器人的发展突飞猛进。未来，手术机器人将向更微创、智能、灵便的方向发展。单孔机器人、胶囊机器人、柔性机器人等不断被推向临床，适应各种复杂临床场景，为患者提供更完善的治疗。此外，随着通信网络的不断发展，远程手术、远程操作也是未来手术机器人发展的方向。或许在不久的将来，外科医生可以在办公室为远在大洋彼岸的患者做手术。

潘家骅

做腹腔镜手术会不会留疤

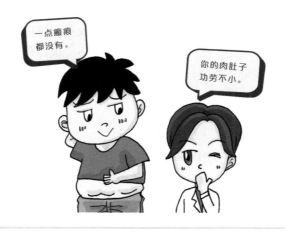

20世纪末，腹腔镜技术的问世改变了传统外科的治疗模式。随着该技术的普及，外科手术向着微创方向不断发展，为患者带来了恢复快、创伤少、瘢痕小的治疗体验。

什么是腹腔镜手术

腹腔镜手术是指外科医生通过与内镜连接的显示屏进行观察，用特制的细长器械在患者腹腔内完成对病变组织的探查、切除及缝合等操作的手术。

腹腔镜手术适合治疗哪些疾病

随着腹腔镜技术的不断进步，目前已基本可以完成消化系统疾病（包括肝、胆、胰、脾、胃、肠等疾病）、泌尿系统疾病（包括肾脏、膀胱、输尿管、前列腺等疾病）、生殖系统疾病（包括子宫、卵巢、输卵管等疾病）和腹壁疝（包括腹股沟疝、切口疝等）的微创治疗。

腹腔镜手术的瘢痕有多大

因手术难易程度、切除标本大小不同，腹腔镜手术瘢痕的大小差异较大。瘢痕最小的是单孔腹腔镜手术，目前已广泛应用于胆囊、阑尾、卵巢、子宫等器官的手术和腹壁疝的治疗。单孔腹腔镜手术一般适用于腹腔粘连较轻、切除标本较小的手术，只留一处瘢痕，长1～3厘米。多孔腹腔镜手术的瘢痕，一般为4处、长1厘米左右，适用于复杂手术和粘连较重的手术。如果腹腔镜手术切除的标本较大或中转开腹手术，可能会留比较大的瘢痕。

单孔腹腔镜手术是如何隐藏瘢痕的

单孔腹腔镜手术一般在患者肚脐处做切口，利用肚脐的天然皱褶隐藏切口。由于切口较小（1～3厘米），加上多数人的腹部略有赘肉，愈合良好的手术切口可被隐藏，就像没有做过手术一样。

耿亚军

非接触性宫腔镜检查和手术是怎样的体验

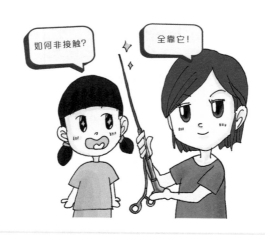

非接触性宫腔镜是怎么回事

非接触性宫腔镜操作时，医生不接触患者的外阴、阴道、宫颈，即检查时不放置阴道窥器、不夹持宫颈、不扩张宫颈管，使用的是细径的宫腔镜，不探宫深，低压膨宫，将内镜置入宫腔进行检查和操作。可在患者清醒状态下进行手术，患者基本没有不适感，且可以看到自身宫腔情况，医生和患者还可以交流沟通。

为什么可以做到"非接触"

非接触性宫腔镜，实际上是利用纤细、小口径宫腔镜（直径3.8～5.0毫米）进行检查和手术，不需要扩张宫颈即可进入宫腔，避免扩张宫颈给患者带来的疼痛和对宫颈的损伤。

非接触性宫腔镜手术适用于哪些人群

育龄女性；无性生活女性的阴道、宫颈、宫腔内的检查及手术，不损伤处女膜；幼女进行阴道内检查，取出阴道内异物等；子宫萎缩的老年女性。总之，非接触宫腔镜的超细管径使操作更便利且无痛，适用人群远大于传统宫腔镜技术。

非接触性宫腔镜需要麻醉吗

与传统宫腔镜不同，非接触性宫腔镜不需要麻醉，且术中近乎无痛，患者可全程观看自己宫腔内全貌及手术过程。事实上，患者第一次清晰地观察自己的宫腔，真正了解自己的子宫，感觉非常奇妙。在手术过程中，患者还可以和医生聊天，一方面可以缓解紧张情绪，另一方面也便于医生判断患者的反应，有利于及时调整手术操作，使手术更安全。

非接触性宫腔镜检查和手术需要住院吗

非接触性宫腔镜在国外开展相对较早，目前逐渐在国内一些医院推广。由于其不需要麻醉且患者基本无不适，因此在门诊即可进行，患者无需住院，做完检查和手术后即可回家，不影响正常工作和生活。有些人甚至认为，非接触宫腔镜检查可以和超声检查一样在妇科门诊普及。

殷　霞

为什么要重视手术后排气

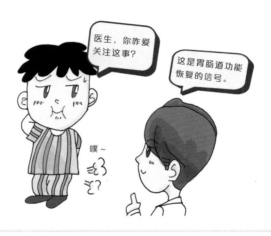

排气，俗称"放屁"，为什么术后"放屁"那么重要呢？因为它是腹部手术后胃肠道功能恢复的一个重要标志。

手术后排气意味着什么

由于手术麻醉及腹腔内手术操作、创伤等反应，患者的胃肠道会暂时"休息"。随着麻醉药效果减退、腹腔内炎症反应减弱，胃肠蠕动会逐渐增加，肠道内积聚的气体经肛门排出。术后患者应密切关注排气时间，排气后便可进食，从水、流质食物，逐步向半流质食物递进，最终恢复正常饮食。

腹部手术后多久排气算正常

若患者术前情况平稳，腹腔内炎症范围局限，且手术操作没有过多干扰胃肠道，如腹腔镜下阑尾切除术、胆囊切除术和腹股沟疝无张力修补术等，一般术后1～2天就会排气。如果患者术前有消化道穿孔、弥漫性腹膜炎、多次腹部手术史等情况，胃肠道受炎症影响较大，手术操作复杂，术后排气时间会相应延长。若术中将胃肠道器官切除并重新缝合，则术后排气时间会更晚一些。

术后迟迟未排气是什么原因

术后迟迟不排气，可能是由于患者一般情况较差，胃肠功能恢复减慢。若患者术后数天仍未排气，且伴腹痛、腹胀，甚至呕吐等症状，应及时告知医生，通过腹部CT等检查排除是否存在肠梗阻或腹腔感染等情况。

如何促进术后排气

首先，术前应积极处理原发疾病，如进行抗休克、抗感染等治疗。其次，宜选择对胃肠道刺激小的术式，如用腹腔镜手术代替开腹手术等。第三，术后早期活动，多翻身，多站立、行走等，促进胃肠道恢复蠕动。

俞旻皓

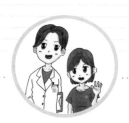

第七章

心理健康

身体疼痛，可能是抑郁征兆

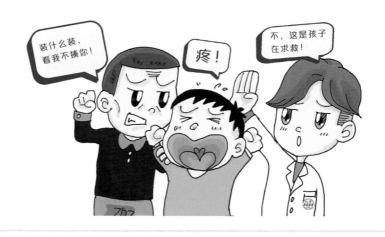

少年不识愁滋味

人们通常认为，青少年阶段是人生中最轻松愉快的阶段。此时，孩子们逐渐拥有了自己的兴趣爱好和娱乐方式，而无需承受成人的责任和压力。因此，当青少年遇到不能解决的烦恼和困难、产生负面情绪时，易被当作"无病呻吟"。实际上，如今青少年的焦虑、抑郁已成为不可忽视的问题。2020年中国科学院心理研究所发表的《中国国民心理健康报告（2019—2020）》显示，高中生中重度抑郁的检出率高达10.9%～12.5%。青少年处于心理发展过程中的"心理断乳期"，加上自我意识提高、家庭关系影响、生活方式改变、校园霸凌等，容易产生抑郁情绪。

"寒宵独坐心如捣"

抑郁症的主要特征是明显、持久的心境低落、思维迟缓和活动减退，是常见的精神疾病。除情绪与认知的改变外，有研究发现，高达76%的抑郁症患者伴有躯体症状，如食欲下降、睡眠障碍、身体疼痛、胃肠不适等，对患者的身心造成极大伤害。

在焦虑、抑郁导致的众多躯体症状中，疼痛是最常见的症状，超半数患者存在头痛、胸痛、腹痛、腰痛等情况。这种疼痛常呈慢性发作，其发生、发展、持续或加重，与心理因素密切相关。疼痛部位常不确定，表现形式多样，可为持续性的钝痛，也有剧烈的爆发痛，还可表现为间断的电击样疼痛。

对儿童青少年来说，抱怨身体不适往往是他们最常用的求助方式。但在实际就诊时，从心理学方面寻找疼痛不适的原因很容易被忽略，从而影响治疗效果。

"忧患已空无复痛"

怀疑因焦虑、抑郁导致躯体疼痛的青少年患者，可通过汉密尔顿焦虑量表（HAMA）、汉密尔顿抑郁量表（HAMD）等心理测试方法进行焦虑、抑郁的诊断。如果确诊，积极治疗精神疾病可有效缓解躯体症状。

除服用苯二氮䓬类、选择性5-羟色胺受体阻滞剂、三环类抗抑郁药等药物外，认知行为、人际关系心理、家庭治疗等非药物治疗手段也很有效。此外，对青少年的心理健康教育和关怀也能有效预防焦虑和抑郁的发生，学会调节情绪应成为青少年的必修课。

边文玉　唐毓昊

治疗失眠，就是"吃点药"那么简单吗

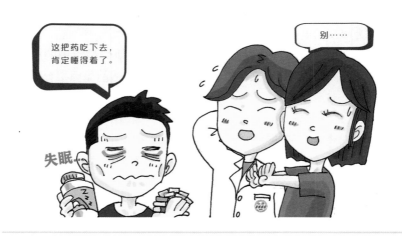

　　对失眠的治疗，很多人存在误解：有些人认为，治疗失眠无非就是吃点安眠药；有些人觉得，一旦开始吃安眠药，就戒不掉了，能不吃就不吃；一些上了年纪的人觉得，年纪大了，睡不好很正常，配点安眠药对付一下即可，睡得好就停药，睡不好再吃药；还有些人常年依靠安眠药才能入睡，用药剂量越来越大，逐渐出现记忆力下降、反应变慢等情况……

　　实际上，治疗失眠真不是"吃点药"那么简单。在医生指导下规范使用安眠药，将剂量和用药时间控制在安全范围内，一般不会对身体造成实质性伤害，药物成瘾的可能性微乎其微。除药物治疗外，还有生物反馈治疗、放松训练、低频脉冲治疗、心理治疗等，医生会根据具体情况制订个性化的诊疗方案，力求改善患者的睡眠质量和生活质量。

　　值得一提的是，失眠也可能是心理疾患的表现。持续失眠常见于焦虑症、抑郁症、双相情感障碍等疾病患者，这类患者如果仅接受助眠治疗，而不解决心理问题，治疗效果往往不理想。可能刚开始时睡眠可得到改善，但过不了多久会再次失眠，患者不得不加大安眠药剂量或频繁更换药物，长此以往，不仅延误病情，还容易造成药物滥用甚至药物成瘾。

需要提醒的是，有些人喜欢通过睡前饮酒助眠，从而逐渐养成了饮酒后睡觉的习惯。殊不知长此以往，不仅可能造成酒精成瘾，还会损害健康。酒精可损伤肝功能，引起酒精性肝炎、肝硬化，甚至肝癌；酒精也会对血管产生影响，导致动脉硬化，使心脑血管疾病的发生率明显增加。

总之，不论何种原因导致的睡眠问题，患者都应去医院心理科或睡眠专科就诊，接受规范治疗。

季陈凤

如何区分焦虑和抑郁

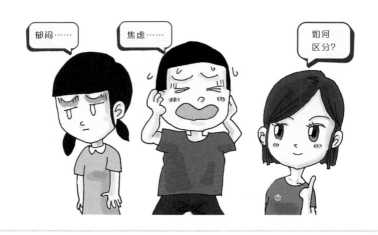

焦虑：高—生—前。

抑郁：低—死—后。

很多人看不懂这两行字的意思。不必着急，且听我细细道来。

"高—生—前"，焦虑的核心表现

"高"：焦虑的人，能量高于常人，主要表现在"脑袋"和"身体"上。所谓"脑袋"，就是想法太多，脑子高速运转，担心身体健康出问题，害怕别人笑话，恐惧某些场合，顾虑意外发生。所谓"身体"，就是功能亢奋，如心跳快、血压高、手抖、多汗、坐立不安等。

"生"：焦虑的人，求生欲望很强。比如：关注身体不适，反复去医院检查；担心染病，反复洗手；担心意外，反复检查门窗；等等。

"前"：有一句玩笑话是"考试前是焦虑，考试后是抑郁"。"考试前焦虑"是担心"可怕的事情即将发生"。怕乘电梯（幽闭恐惧症）、怕去高处（恐高症），其实也是焦虑。

低—死—后，抑郁的核心表现

"低"：抑郁的人，能量低于常人，同样表现在"脑袋"和"身体"上。"脑袋"能量低，是指脑子转得慢，想法少，不想说话，没有兴趣。而"身体"能量低，就是功能减退，活动减少，如没有力气、不想外出、吃不下、睡不着，等等。

"死"：抑郁的人有自杀可能，这是大家都知晓的，也是临床医生高度警觉的。如果患者觉得活着没意思，不如死了算了，甚至考虑到自杀方式了，就必须尽快去医院看医生。

"后"："考试后是抑郁"，为什么呢？因为抑郁源于丧失——失恋、失学、丧偶、退休，都容易发生抑郁。

看到这里，您一定明白焦虑和抑郁的区别了。不过也不要担心，大部分时候，焦虑和抑郁是正常人的正常情绪，比如：有抑郁特质的人情感细腻，适合艺术创作；有焦虑特质的人做事谨慎、细心、追求完美，更容易事业有成；等等。如果情绪问题已经影响正常生活、工作和学习，则要高度重视，必要时就医检查。

骆艳丽

爱笑的人也会抑郁吗

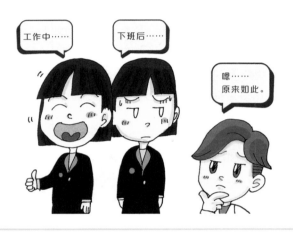

什么是微笑型抑郁症

我们经常说，爱笑的人，运气不会太差；笑一笑，十年少。微笑，是人类美丽的表情和内心愉悦的一种表现，然而有的人却表面微笑、内心抑郁，看似积极向上、幽默乐观，殊不知，在"微笑"背后却充满了绝望。他们的"微笑"是伪装的面具，他们是微笑型抑郁症患者。

微笑型抑郁症是抑郁症的一种类型，患者由于各种原因不希望别人察觉自己的抑郁，表面微笑，内心压抑，周围人难以识别，很容易被忽视。

哪些人容易患微笑型抑郁症

微笑型抑郁症多见于所谓的"成功"人士。很多时候，他们的微笑只是出于"工作需要""面子需要""礼节需要""尊严和责任的需要"等。正因为如此，微笑型抑郁症最大的风险在于被忽视。患者能很好地掩饰自己的情绪，保持良好的社会功能，使人们无法了解他们的内心状况。更重要的是，有些患者自己都没有意识到自己的心理问题，一味回避自己的真实情感体验。一旦压力增大，就可能成为压死骆驼的最后一根稻草，导致他们采取极端行为，如通过自杀来结束生命。

哪些"苗头"提示微笑型抑郁症的存在

（1）不善于表达情绪，很难与别人谈论自己的情绪，习惯用"我很好""没事"等来评估自己的状态。

（2）自我要求较高，难以接受自己的不完美或失败，习惯用微笑和乐观来掩饰。

（3）幽默，在别人面前呈现的只有"乐观"和"幽默"，极少或几乎没有负性情绪。

（4）与独处时相比，在别人面前过于活跃，两种情境下的状态差别很大：在别人面前积极乐观、充满活力；自己一个人的时候，感到落寞、没动力、没精神等。

当发现自己或朋友、亲人存在上述问题或异常行为时，一定要重视，及早就医。抑郁症不可怕，让我们一起努力，"留下微笑，赶走抑郁"！

孙　霞　骆艳丽

身体不适找不到原因？可能是"躯体症状障碍"

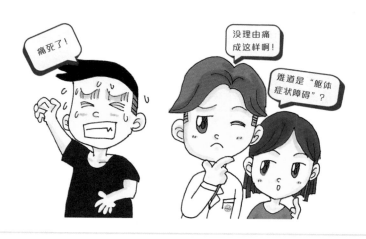

躯体症状障碍是什么病

躯体症状障碍，是指患者存在一种或多种躯体不适，并因这些不适症状表现出异常的想法、感觉和行为。这类患者主诉的不适症状往往多种多样，不能用一种疾病解释所有症状；患者反复到多家医院、多个科室就诊，但都查不出病因，接受相应治疗后也没有明显好转。此时，应高度怀疑其是否存在躯体症状障碍。

为什么心理问题会表现为身体不适

这可能与患者的性格有关。这些患者往往存在述情障碍，难以察觉和表达自己的感情，积累的情绪问题转化为躯体症状表达出来。有些患者对自身感受非常敏感，更容易将注意力集中到自身感觉上。另外，成长过程中有过躯体虐待、情感虐待及性虐待等创伤经历的人，也容易罹患躯体症状障碍。

不适感比病友严重，是躯体症状障碍吗

部分患者经检查可发现病灶，但病灶部位或严重程度不能完全

解释患者的躯体症状，经长时间治疗后虽有所起色，但症状不能完全缓解，此时也应考虑存在躯体症状障碍。以腹部不适为例，检查结果提示慢性胃炎，如果其他病情相似的患者只有2分不适（最严重为10分），而某患者的痛苦程度达到8分，就应考虑其不仅存在躯体疾病，还可能合并躯体症状障碍。

如何治疗躯体症状障碍

主要包括药物治疗和心理治疗。药物治疗以5-羟色胺和去甲肾上腺素再摄取抑制剂（SNRIs）为首选药物。通过心理治疗，患者可探究并解决躯体不适背后的内心冲突，但耗时较长，起效较慢。因此，患者应先服用药物消除不适症状，再辅以心理治疗，解决心理层面的问题。

躯体症状障碍常常伪装成躯体疾病，或以躯体疾病为"外衣"而隐匿其中，加重患者的不适感，影响患者的生活质量。事实上，如果能及早发现、及早诊断，治疗躯体症状障碍并非难事。

骆艳丽

为什么没有失眠，却感觉失眠了

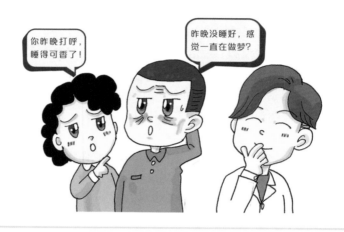

近日，H先生在妻子陪同下来心理科就诊。

"医生，这几天我无缘无故睡不好，整夜睡不着，但运动手环完全反映不出来，仍显示我的睡眠质量很好！"患者说。

患者妻子也反映，他看上去睡得挺好的……

这是怎么回事？

为什么主观感受和客观情况不同

这种失眠，医学上称为"主观性失眠"，即患者主观感觉睡眠不好，但经睡眠监测仪监测及周围人观察，都提示睡眠无异常；当他睡着后，有人在他身上用笔做标记，他都不知道，但醒来后仍坚持说自己根本没睡着。

主观性失眠对身体有什么影响

患者主观感受不良，白天感到精力下降、疲劳，甚至继发情绪问题，如焦虑、抑郁。

主观性失眠可以服用安眠药吗

医生通常不建议这类患者服用安眠药。盲目服用镇静催眠药非但不能解决问题，反而容易在心理、生理上产生依赖。

医生如何处理主观性失眠

针对这类患者，探究其背后的心理因素更重要。

经了解，H先生的"失眠"并非无缘无故。他的妻子一直想买套房，可是他觉得买房风险大，一直不同意。一个月前，妻子看中了一套房子，与他商量未果后，自己先付了定金。他一方面不愿买房，一方面又不愿损失购房定金，处于两难境地，整日忧心忡忡，最后只得掏钱付了首付款。

事实上，他对买房这件事不满意，但由于性格、环境等因素，无法表达出来，这种不满被压抑在潜意识中，通过"感觉整夜没睡着""失眠"这种方式表达出来。了解以上情况后，我们建议他先不用吃安眠药，请他妻子等他睡着后，用水笔在他手背上轻轻做个记号，看到底睡没睡着；如果确实没睡着，再来医院就诊。

一周后，H先生前来复诊，称当晚回家后就睡得很好。放下心中关于买房的芥蒂后，他的"失眠"不药而愈了。

季陈凤

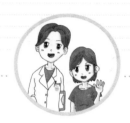

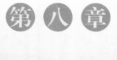

体检指南

产科超声宝典：为啥叫B超，不叫A超

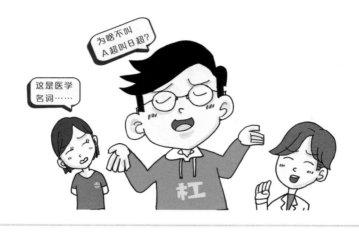

超声是妇产科常用的检查手段，不论是腹痛、怀孕还是体检，都离不开它。但是，大家常常对B超、阴超、腹超、肛超等眼花缭乱的名词摸不着头脑，要么张冠李戴，要么混为一谈。

首先，为啥叫B超，不叫A超呢？超声检查中，通过振幅（Amplitude）诊断的，称为"一维显示"，即"A超"；通过亮度（Brightness）诊断的，称为"二维显示"，即"B超"。所以，"B"并非指等级，而是指"亮度"。

妇产科B超，其实是个统称，根据检查方法不同，分为阴超（经阴道）、腹超（经腹部）和肛超（经直肠）。

阴超最常用，适用于有过性生活的女性，具有图像清晰、结果准确、无需憋尿、不受肥胖及肠胀气干扰等优点。即使在阴道出血时，只要检查规范且病情需要，也可行阴超检查，不增加感染概率。另外，大家时常担心早孕期做阴超检查会有问题，其实，此时做检查并不会影响胎儿生长发育，也不会引起流血和流产。

腹超与阴超为互补关系，适用于无性生活史、介意阴超、孕3月以上、盆腔包块较大等情况。其缺点很明显：要求憋尿，效率低，清晰度略差，受肥胖及肠胀气等因素影响大。

　　肛超同样适用于无性生活史的患者，具备阴超所有优点，舒适度差一些。

妇产科B超攻略

种类	途径	憋尿	适用人群	优点	缺点
阴超	阴道	否	有性生活史	图像清晰，结果更准确，不受肥胖、肠胀气干扰	无性生活史者禁用，盆腔包块较大者不适用
腹超	腹部	是	无性生活史，介意阴超，盆腔肿块较大，孕3月以上	适用所有人群，不受阴道出血影响	需要憋尿，清晰度略差，受肥胖、肠胀气干扰
肛超	直肠	否	无性生活史且不愿憋尿	同"阴超"，不受阴道出血影响	肛门略有不适，盆腔包块较大者不适用

　　此外，还有一些大家比较关心或存在误区的地方，在此一并说明：

　　（1）超声没有辐射，对孕妇绝对安全，如需要可反复检查。

　　（2）没有"磁共振、CT检查比B超检查更高级"的说法，对大多数妇产科疾病来说，超声足矣。

　　（3）检查子宫内膜和卵巢相关疾病时，在月经开始后的第5～7天做检查较合适；若是监测排卵，一般在月经开始后第12～13天开始监测。

　　（4）做妇产科B超检查无需空腹。

顾卓伟

体检前要停用降压药吗

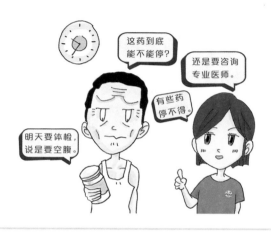

　　王先生来我院进行健康体检，测得血压高达180/110毫米汞柱（正常血压为＜140/90毫米汞柱）。经询问，王先生有高血压病史十余年，平素服用降压药物控制血压，因为要体检，他严格遵循"体检前要空腹"的要求，当天没有服用降压药。这种情况在体检中并不少见，那么，空腹体检前，到底要不要停用降压药呢？

　　为什么体检需要空腹

　　目前，健康体检中需要空腹的检查项目主要有静脉采血和超声检查。需要空腹采血的检测项目主要有空腹血糖、空腹胰岛素、血脂、血小板聚集率等。空腹抽血是为了避免饮食成分对检验结果造成影响，同时有助于在同一时间测定，使检测结果更具可比性。肝脏、胆囊、胰腺、腹腔血管（如腹主动脉、肾动脉等）及腹腔淋巴结等超声检查，需要在空腹8～10小时后进行，因为超声波最怕气体，经过一晚的禁食，胃内容物基本排空，可有效减少胃肠道食物、气体的干扰。另外，胆囊在充盈状态下才能清晰显示，进食后胆囊会收缩，容易漏诊胆囊病变。

空腹等于不吃不喝吗

2020年国家卫健委发布的《静脉血液标本采集指南》指出："空腹采血要求至少禁食8小时，以12～14小时为宜，空腹期间可少量饮水。"可见，空腹并不意味着不能喝一口水，可以理解为不能大量喝水，一般以不超过100毫升为宜，且只能喝白开水，不能喝饮料、茶水、咖啡等。以少量白开水送服降压药物，对检验结果影响不大。

切勿随意停药

"空腹"不代表不能服用药物。高血压患者需要每日服用降压药，以保持血压稳定，贸然停药或推迟服药可能造成血压升高和血压波动，甚至可能导致心脑血管意外。此外，抗心律失常药、抗哮喘药及抗癫痫药物等，都不能随意停用。

值得一提的是，体检项目不同，对空腹的要求也不同，具体如何空腹、检查前是否需要停药，应根据实际情况进行判定。如果不清楚，记得多问问医生。

周 慧

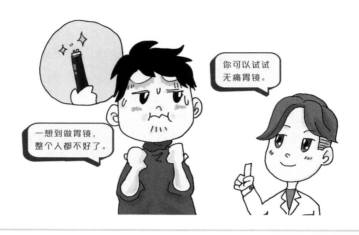

你了解无痛胃肠镜吗

随着舒适化医疗的发展，无痛胃肠镜技术应运而生。患者在麻醉状态下，安全、舒适地完成检查和治疗，"小憩一会儿，结果到手"。

做无痛胃肠镜检查有哪些要求

首先，麻醉医生会在麻醉门诊对受检者的身体状况进行评估，受检者应如实将既往病史告知麻醉医生，以排除严重的心脑血管病、肺部疾病、肝功能障碍、重感冒、麻醉药物过敏史等的禁忌证。其次，检查时应有一名家属陪同。

检查过程是怎样的

经胃肠道准备和禁食禁饮后，检查如期进行。检查前，麻醉医生会为您留置外周静脉，连接好监护设备和氧气，并将麻醉药通过静脉缓慢注入体内，30秒后，您已不知不觉进入梦乡。检查过程中，有专业的医护团队陪伴，消化科医生有充足的时间完善检查，为您曲"镜"探幽。

检查后的注意事项有哪些

神志恢复2小时后，可喝些温开水。如果没有不适，可由稀到稠，吃温软易消化的食物。检查当天，不能驾车或从事高风险的工作。

无痛胃肠镜检查有哪些优势

无痛胃肠镜检查可将患者的情绪、肢体动作等干扰因素降到最低，提高检查质量，有助于医生及时发现问题。研究表明，无痛胃肠镜可提高消化道早期癌变的阳性诊断率和患者复诊的依从性。检查在"睡梦中"完成，使患者不再惧怕检查，对复查也更容易接受。希望越来越多的人了解无痛胃肠镜，走进舒适化医疗，不再望"镜"生畏！

陈　敏

哪些方式可以探查"粉红杀手"乳腺癌

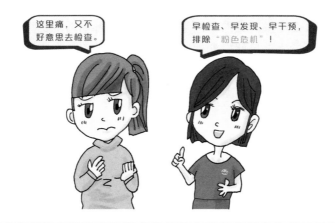

近年来，乳腺癌已取代肺癌成为全球发病率最高的恶性肿瘤。"粉红危机"的到来，逐渐唤醒了人们的筛查意识。那么，乳房检查的常见方式有哪些呢？

首先，我们可以自查。洗澡的时候，面对镜子，抬手叉腰，观察乳房的大小、形状、皮肤颜色等特征，观察乳房皮肤是否有局部凹陷、红肿，乳头是否有蜕皮、破溃等表现。然后进行触诊检查，触诊的手法很关键，要像在皮肤上弹钢琴一样进行触诊，而不是抓捏。可按顺时针或逆时针依次触诊全部乳腺，不要遗漏乳头、乳晕及腋窝等位置。如果摸到乳房肿块，发现乳头溢液，或摸到腋窝肿块，应及时去乳腺外科就诊。

来到医院以后，医生会建议做哪些乳房检查呢？

除查体外，乳腺检查"三兄弟"——B超、钼靶、磁共振是常用的影像学检查手段。"三兄弟"各有优缺点。超声检查擅长发现乳房肿块，是简单、花费最低、无辐射的检查方式。钼靶检查采用低剂量

X线，在寻找微小钙化灶方面具有优势。一项研究发现，钼靶摄片可以在1 000个人里发现2～8名乳腺癌患者。因此，目前国内外指南推荐40岁以上女性每年进行一次钼靶筛查，有乳腺癌家族史等高风险人群的筛查年龄可以提前。磁共振检查无辐射且敏感度高达94%，但不易发现钙化灶。

　　"粉红杀手"不可怕，早期发现、早期诊断、早期进行积极的治疗，大部分患者能获得长期生存且保持良好的生活质量。

殷文瑾

你知道甲状腺结节基因检测吗

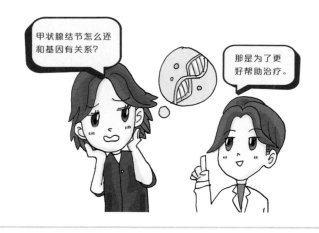

> 甲状腺结节怎么还和基因有关系?

> 那是为了更好帮助治疗。

近年来，发现甲状腺结节的患者越来越多。要明确结节的性质，不仅需要进行B超检查、细胞学检查等，必要时还需要进行基因检测。基因检测有什么用处？结果怎么看？

做了细胞学检查，还需要做基因检测吗

需要。甲状腺细针穿刺基因检测主要有两个目的：一是辅助细针穿刺细胞学诊断，90%的甲状腺恶性结节的病理类型是甲状腺乳头状癌，大部分都有BRAF基因V600E突变，而良性病变不具有这一基因变异。因此，可以选这个基因位点进行检测，以辅助判断甲状腺结节的良恶性。二是对肿瘤的恶性风险进行评估。如果经济情况允许，患者可以同时检测多个相关基因位点。比如：TERT基因突变与晚期甲状腺癌的侵袭性密切相关，存在TERT基因突变的患者可能需要采取更积极的治疗方式，手术范围可能更大。

细胞学检查考虑良性病变，基因检测提示BRAF突变，该信哪个

出现这种不一致的情况，往往是由于病变较小或位置较深所致。

甲状腺细胞穿刺的标本非常有限，有时不一定能穿刺到有效的肿瘤细胞，但穿刺液中仍有突变的DNA可被检测到。文献报道，甲状腺穿刺液检测到BRAF基因V600E突变的，手术证实为甲状腺癌的比例为97%。

基因检测是野生型，细胞学检查考虑恶性肿瘤，是不是搞错了

没有搞错。虽然90%的甲状腺恶性肿瘤为乳头状癌，但还有其他类型，其驱动基因不是BRAF基因。如果突变基因比较罕见，可能并不在基因检测的范围内。

基因检测为阴性，细胞学报告偏良性，是不是肯定没有问题

不是。即使所有检查结果联合起来，也不能达到100%的诊断准确率。因此，定期随访仍非常必要。

沈艳莹

谈"核"色变，核医学检查安全吗

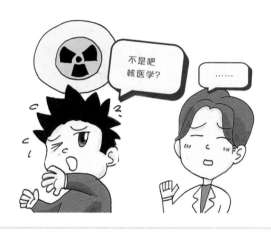

说起"核"，大家首先会想到核武器或核事故，很多人都对"核"有恐惧心理，正所谓谈"核"色变。在医院，我们经常看到一些患者在做核医学检查时非常恐惧，怕受到核辐射。今天，我们就来探讨一下核医学检查是否安全的问题。

什么是核医学

核医学，简单地说，就是用放射性核素标记的药物来进行疾病诊断和治疗的一门学科。核医学分子影像技术主要包括PET（正电子发射断层显像）和SPECT（单光子发射断层成像）。目前临床常用的放射性显像药物，都是短半衰期的同位素，大部分药物在几十分钟或几十小时内就在受检者体内完全消失了。

什么是辐射

辐射无处不在。人类本身就生活在宇宙射线、土壤和建材中的各种射线，以及电脑、手机等电磁辐射的环境中。我们吃的水果、蔬菜，喝的水，也都有天然的辐射。

我们把来自大自然的辐射，称为天然本底辐射。以最高天然辐射地区芬兰和瑞典为例，人均年度辐射剂量值为 6 ～ 8 mSv（毫西弗），而我国天然本底辐射平均剂量约 3.1 mSv/ 年。辐射对人体是否有伤害，要看辐射能量的高与低。

核医学检查的辐射剂量有多大

美国医学物理学家协会的指导性策略指出，当有效剂量小于100 mSv 时，可能造成癌症发生的风险很低。以一名体重 60 千克的患者为例，做一次胸部 CT 所接受的辐射剂量约为 8 mSv；做一次核医学全身骨显像，辐射剂量约为 6 mSv；做一次 PET/MRI 全身检查所接受的辐射剂量约为 5 mSv；做一次全身 PET/CT 显像和做一次腹部增强CT 所受辐射剂量相当，为 12 ～ 14 mSv。而且，医务人员在工作中会严格遵守辐射防护原则，所使用的各种放射性药物都被严格控制在绝对安全的范围内。因此，患者只要遵守医生的指导，就不会造成辐射损害。

检查后要注意什么

检查后，尤其是检查后的几小时内，患者（特别是儿童）应多饮水、多排尿，促进放射性药物排出。受检者回到家中无需隔离，但在短时间内，应尽可能与陪护人或家人（特别是婴幼儿和孕妇）保持距离，减少接触时间。

综上所述，核医学检查非常安全。

阎　谦

防癌筛查，你用"照妖镜"了吗

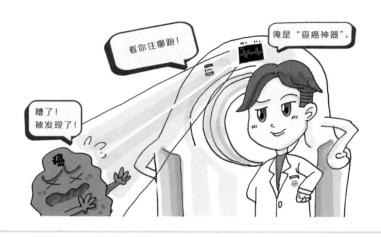

近年来，随着人们健康意识的提升，恶性肿瘤越来越受到大众的关注，很多人"谈癌色变"。有没有一种方法，就如同《西游记》里的"照妖镜"那样，能够立竿见影、又快又准地"揪"出恶性肿瘤这个"幕后黑手"呢？答案是肯定的。在核医学科，有一种叫作"PET"的高科技先进设备，被誉为"查癌神器"。

什么是"PET"

PET（Positron Emission Tomography）指的是正电子发射断层显像，是肿瘤显像的利器。PET以放射性标记的葡萄糖等代谢产物或药物作为示踪剂，可在分子水平对机体组织细胞的代谢和功能进行可视化的显像评估。PET与CT、磁共振等设备同机装载，可实现解剖与功能影像的完美融合。

爱吃"糖"的肿瘤

俗话说：人是铁、饭是钢，一顿不吃饿得慌。恶性肿瘤也一样，它们最爱吃的食物是"糖"！

PET检查最常用的显像剂是^{18}F标记的氟脱氧葡萄糖（FDG）。这是一种葡萄糖类似物，可与人体供应能量所需的天然葡萄糖一样，被转运至细胞内。面对"甜蜜"诱惑，饥饿的肿瘤细胞倾巢出动，大快朵颐，将FDG悉数摄入。

现身吧！肿瘤君

饱餐一番的肿瘤细胞们哪里想得到，FDG虽然美味，但不能进一步转化为能量被其利用，只能滞留在肿瘤细胞中。经过"照妖镜"（PET/CT或PET/MR）一扫，这些贪吃的肿瘤君原形毕露，大白于天下！这正是："肿瘤"是个大胃王，PET检查来帮忙，火眼金睛拿嫌犯，无处不在"糖"警官！

辛　玫